常见病
中医调治问答丛书

高血压
中医调治问答

总主编 尹国有　主编 孟　毅　陈丽霞

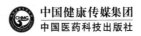

中国健康传媒集团
中国医药科技出版社

内 容 提 要

　　本书是一本中医调治高血压的科普书，以作者诊治高血压经验及患者咨询问题为基础，以高血压的中医治疗调养知识为重点，采用患者针对自己的病情提问题，医生予以解答的形式，系统地介绍了高血压的防治知识，认真细致地解答了广大高血压患者可能遇到的各种问题。本书文字通俗易懂，内容科学实用，可作为高血压患者家庭治疗和自我调养康复的常备用书，也可供临床医务人员和广大群众阅读参考。

图书在版编目（CIP）数据

　　高血压中医调治问答 / 孟毅，陈丽霞主编 . — 北京：中国医药科技出版社，2022.3
　　（常见病中医调治问答丛书）
　　ISBN 978-7-5214-1963-4

　　Ⅰ . ①高… Ⅱ . ①孟… ②陈… Ⅲ . ①高血压－中医治疗法－问题解答 Ⅳ . ① R259.441-44

　　中国版本图书馆 CIP 数据核字（2020）第 151223 号

美术编辑　　陈君杞
版式设计　　也　在

出版　**中国健康传媒集团** | 中国医药科技出版社
地址　北京市海淀区文慧园北路甲 22 号
邮编　100082
电话　发行：010-62227427　邮购：010-62236938
网址　www.cmstp.com
规格　880×1230mm $^1/_{32}$
印张　7 $^1/_4$
字数　175 千字
版次　2022 年 3 月第 1 版
印次　2022 年 3 月第 1 次印刷
印刷　三河市万龙印装有限公司
经销　全国各地新华书店
书号　ISBN 978-7-5214-1963-4
定价　**32.00 元**

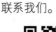

获取新书信息、投稿、为图书纠错，请扫码联系我们。

丛书编委会

总主编 尹国有

编 委（按姓氏笔画排序）

王治英　王振宇　朱 磊　李 广

李合国　李洪斌　张占生　张芳芳

陈丽霞　陈玲曾　孟 毅　饶 洪

徐 颖　蒋时红　蔡小平　魏景梅

本书编委会

主　编　孟　毅　陈丽霞

编　委　（按姓氏笔画排序）

尹淑颖　刘仿访　秦保玲

袁遵宇

前　言

　　人最宝贵的是生命和健康，健康与疾病是全社会都非常关注的问题，健康是人们永恒的追求。返璞归真、回归自然已成为当今的时尚。中医注重疾病的整体调治、非药物治疗和日常保健，有丰富多彩的治疗调养手段，采用中医方法治疗调养疾病，以其独特的方式、显著的疗效和较少的不良反应，深受广大患者的青睐。为了普及医学知识，增强人们的自我保健意识，满足广大读者运用中医方法治疗调养常见病的需求，指导人们建立健康、文明、科学的生活方式，我们组织有关专家、教授，编写了《常见病中医调治问答丛书》。《高血压中医调治问答》是丛书分册之一。

　　提起高血压，大家都不会陌生，因为我们身边有越来越多的人得了高血压。高血压是一种以动脉压升高为特征，严重影响人们健康和生活质量的常见病、多发病，也是引发冠心病、脑卒中、肾功能衰竭等的危险因素。随着人们物质生活水平的提高和工作节奏的加快，高血压的发病率有逐年上升的趋势，而且有患病率高、致残率高、死亡率高和知晓率低、服药率低、控制率低的"三高""三低"现象。什么是高血压？得了高血压可能会有什么表现？怎样治疗高血压？人们对高血压的疑问实在太多了。

　　本书以作者诊治高血压经验及患者咨询问题为基础，以高血压的中医治疗调养知识为重点，采用患者针对自己的病情提问题，医生予以解答的形式，系统地介绍了高血压的防治知识，认真细致地解答了广大高血压患者可能遇到的各种问题。书中从正确认识高血压开始，首先简要介绍了血压的形成与高血压、高血压的病因和发病机制、高血压的临床表现、高血压的诊断与预防等有关高血压的基础知识，之后详细阐述了中医辨证治疗、单方验方治疗、中成药治疗，以及针灸、敷贴、按摩、饮食调养、运动锻炼、起居调摄等中医治疗调养高血压的各种方法。

书中文字通俗易懂，内容科学实用，所选用的治疗和调养方法叙述详尽，可作为高血压患者家庭治疗和自我调养康复的常备用书，也可供临床医务人员和广大群众阅读参考。需要说明的是，高血压是一种全身受害、难以根除的慢性病，医生与患者共同参与、互相配合，采取综合性治疗调养措施，是提高高血压治疗效果的可靠手段。由于疾病是复杂多样、千变万化的，加之高血压患者个体差异和病情轻重不一，在应用本书介绍的治疗和调养方法治疗调养高血压时，一定要先咨询医生，切不可自作主张、生搬硬套地"对号入座"，以免引发不良事件。

在本书的编写过程中，参考了许多公开发表的著作，在此一并向有关作者表示衷心感谢。由于水平有限，书中不当之处在所难免，欢迎广大读者批评指正。

编　者

2022年1月

目 录

第一章
正确认识高血压

第二章
中医治疗高血压

第三章
自我调养高血压

第一章
正确认识高血压

　　什么是高血压？怎样预防高血压？由于缺少医学知识，人们对高血压的疑问实在太多了，然而在看病时，由于时间所限，医生与患者的沟通往往并不充分，患者常常是该说的话没有说，该问的问题没有问，医生也有很多来不及解释的问题。本章讲解了什么是高血压、怎样预防高血压等基础知识，相信对正确认识高血压有所帮助。

01 什么是血压？血压是怎样形成的？

咨询： 我今年49岁，近段时间总感觉头重脚轻，还时常有耳鸣的感觉，昨天到医院就诊，医生测血压后说我得了高血压。我听说过高血压，可是从没上心，现在病到自己身上了，想了解一些这方面的知识，请问：**什么是血压？血压是怎样形成的？**

解答： 确实有很多人像您一样，听说过高血压，但不知道什么是血压，更不清楚血压是怎样形成的，下面给您简要介绍一下。

血压是血液在血管内流动时对血管壁的侧压力。血压又分为动脉压、毛细血管压和静脉压，一般所说的血压是指动脉血压，是血液流经动脉时对血管壁所产生的侧压力，是心脏射血和外周阻力相互作用的结果。通常所说的血压值是指从大动脉（常用肱动脉）上测得的数值。

血压的产生来自血液循环，人体的血液循环系统是由心脏和血管两部分组成的，它们之间相互连接，构成了一个"管道系统"，这种结构颇似城市的供水系统，那些纵横交错的动脉、静脉和毛细血管，就如同连接各城区、街道、楼房、工厂的大大小小的输水管网，而心脏则是该供水系统运行的动力，如同一个"水泵"，不过人体的血液循环系统要复杂得多。

血压产生的前提是要有足够的血量充盈于血管中。心脏通过有节律的收缩产生动力，使血液由心脏排出，沿着大动脉、小动脉到达全身，营养成分和氧气也随着血液的流动供应给全身组织器官。此时由于血液对血管产生较大的压力，使得具有弹性的血管相应扩张，缓冲了血管内的压力。心脏舒张时，血液由静脉返回心脏，这时虽然心脏暂停了对血液的挤压，但动脉血管的弹性回缩，能迫使血液继续向前流动。同时，血液在密闭的血管内流动时，因受血管壁的摩擦和外周小口径血管的阻挡，不能畅通无阻。因此，血管内的血液，一方面有心脏动力和管壁回缩力的推动，必须向前流动，另一方面又有管内种种阻力的阻挡，使它不能顺利前进，这种力量的对抗，迫使流动的血液对管壁施加压力，这就形成了血压。

血压有收缩压和舒张压之分，心脏收缩期间，动脉血压上升所达到的最高值称为收缩压；心脏舒张期间，动脉血压降低所达到的最低值称为舒张压。一定水平的血压是维持机体正常生命状态的必要条件。

02 血压的计量单位有哪些？血压的正常范围是多少？

咨询：我今年54岁，近段时间总有头晕头痛、耳鸣的感觉，还经常失眠，精神状态也大不如从前了。前天到医院就诊，经检测医生说我血压偏高，我知道血压是有计量单位和正常范围的，请您告诉我：血压的计量单位有哪些？血压的正常范围是多少？

解答： 血压的计量单位有毫米汞柱和千帕。临床中常使用毫米汞柱为血压的计量单位，毫米汞柱的英文缩写是"mmHg"，这也是我们经常在病历或体检表上看到的字样。如某人测得收缩压为 120 毫米汞柱，舒张压为 90 毫米汞柱，那么其血压值就标记为"120/90mmHg"。

近年来，为了便于国际间的学术交流，传统的计量单位趋向于与国际标准接轨，按照国家的有关法令规定，目前医学上已采用国际通用的血压计量单位，即千帕。千帕就是以1000"帕斯卡"为一个单位，英文缩写为"kPa"。毫米汞柱和千帕之间的换算关系为：1mmHg=0.133kPa；或 1 kPa=7.5mmHg。尽管千帕已被列为法定的血压计量单位，但迄今为止，无论在临床上，还是在一般群众中，习惯上还是用毫米汞柱（mmHg）来计算血压值。

正常人的血压往往因其性别、年龄的不同而产生差异，受诸多因素的影响，严格地说正常血压和不正常血压之间没有明确的界限，只有一个相对正常的范围。我国健康青年人在安静状态时的收缩压为 100~120mmHg，舒张压为 60~80mmHg，脉压为 30~40mmHg。青年期过后，收缩压会随年龄增长而缓慢升高，但不论任何年龄，收缩压应低于 140mmHg，舒张压应低于 90mmHg，如果血压等于或高于 140/90mmHg 或低于90/60mmHg，即认为该血压属不正常血压。

03 影响血压的因素有哪些？

咨询： 我今年34岁，昨天单位健康体检时，发现我血压高于正常，本以为是得了高血压，可医生让再观察一段时间，说偶尔1次检测血压高于正常并不能确诊患有高血压，因为影响血压的因素有很多。请您告诉我：影响血压的因素有哪些？

解答： 医生的说法是完全正确的。正常人的血压并不是恒定不变的，受年龄、性别、生理状态、季节气候、昼夜朝夕、地理环境等体内外诸多因素的影响，人与人之间的血压值可有较大的差别，同一受测者在不同季节、不同时间、不同条件下所测的血压值也不尽相同，呈现出波动性，这种血压的波动是一种生理现象。只要血压值都在正常范围内波动，且没有其他危险因素存在，就完全没有必要为之恐慌。

在年龄方面，中青年人的血压一般平均值为120/80mmHg。此后随着年龄的增长，血压有上升之势，但正常血压范围应在140/90mmHg以下。

在性别方面，高血压以男性多见。

季节气候对血压也有一定的影响，一般冬季的血压往往比夏季要高些。人们的饮食、情绪、运动等，也都会对血压产生一定的影响，如在进食、情绪激动时，以及剧烈运动、思考问题时，血压都略有升高；而在心情舒畅、睡眠时，血压可降低一些。

由于血压受多种因素的影响具有波动性，因此偶尔一两次测出较高的血压值，尚不能断定是高血压，一般要多测几次，并观察一段时间才可确诊。

04 如何正确测量血压？

咨询：我患高血压已多年，前段时间女儿买了一台血压计，说是为了方便我在家自己监测血压，我为女儿的孝心而高兴，不过我还是有一些顾虑，担心自己监测的血压不够准确，害怕影响治疗用药。请您给我讲一讲：如何正确测量血压？

解答：您的顾虑可以理解，因为监测方法是否得当，直接影响血压的数值是否准确，进而影响着病情的监测和治疗用药。

定期检测血压是早期发现高血压、正确治疗高血压病的前提和基础。由于血压的高低除受测试者精神情绪诸因素的影响外，还受到血压计准确性及测量方法的影响，为了保证测量血压的准确度，减少人为因素引起的测量误差，应注意选取准确的血压计，同时还要讲究测量方法。

（1）血压计的选择：目前常用的血压计有汞柱式血压计、及电子血压计。汞柱式血压计较为耐用，测的值也较为准确，多被医院和诊所采用。电子血压计价格稍贵，但不需要听诊器且容易操作，因此更适合家庭自测使用。

（2）测量血压的方法：测量前让被测试者安静休息 15~20 分钟，消除疲劳、紧张等对血压的影响。被测试者宜取坐位，双脚平放于地板，一般测右上臂血压，手臂不要被收紧的衣袖所压迫，上臂中点与心脏水平，手掌向上平伸，不要握拳。

如采用汞柱式血压计，应定期和标准的汞柱式血压计进行校对，以保证其准确性；要注意汞柱的零点水平及出气孔是否通畅、有无漏气现象，刻度管内的汞柱凹面应正好在刻度"0"处；汞柱的开关应在用前打开，用后关闭。选取适合手臂尺寸的袖带。袖带束于右上臂，应平敷紧贴，气囊中间部位于肱动脉表面，袖带下缘应在肘弯上 2 厘米左右处。听诊器胸件置于肘窝处肱动脉上，轻按使其和皮肤全部接触，不得按压过重，也不可压在袖带内。测量时给气囊快速充气，待听诊脉搏音响消失后再使汞柱面上升 30mmHg 左右，之后以恒定的速率（每秒 2~6mmHg）缓慢放气，在放气过程中仔细听取听诊器中声音的变化，并注意观察汞柱的垂直高度。收缩压以听到第一次血管搏动音为准；舒张压则以声音消失为准，个别声音持续不消失者，可采用变音时的测值。一般均需连续测量 2~3 次，取其平均值，如果 2 次测量的收缩压或舒张压读数相差在 5mmHg 以上，应再次测量，并取其平均值。

如采用电子式血压计，则需根据设备说明使用。其中上臂式电子血压计的袖带佩戴方式与汞柱式血压计大致相同。

05 什么是脉压和平均动脉压？

咨询： 我今年50岁，1个月前查出患有高血压，患病后我十分关注有关高血压方面的知识。前天到医院就诊，听医生和一位患者说："你的脉压太小，恐怕是有其他疾病吧，需要进一步检查，还应算一下平均动脉压"。我不明白，请问：**什么是脉压和平均动脉压？**

解答： 作为高血压患者，多了解一些有关高血压方面的知识是十分必要的。这当中有脉压和平均动脉压的概念，绝大多数高血压患者像您一样，并不清楚什么是脉压和平均动脉压，下面给您介绍一下。

心脏和血管组成机体的循环系统，血液在其中按一定方向流动，周而复始，称为血液循环。心脏的活动呈周期性，每收缩和舒张一次构成一个心动周期。心脏收缩中期动脉内压力达到其峰值称收缩压，心脏舒张末期动脉内压力最低称为舒张压。收缩压和舒张压之差值称为脉压，它反映了一个心动周期中血压波动的大小。脉压通常在30~40mmHg之间，脉压增大多见于主动脉瓣关闭不全、高血压、动脉硬化、严重贫血等，脉压减小则多见于低血压、心包积液、重度心功能不全等。

如果把一个心动周期中血压变化曲线对时间积分，求出该心动周期中血压的平均值，则该值为平均血压，即所谓的平均动脉压。平均动脉压是血液流动的动力，也是脏器灌注的重要指标，它可以利用收缩压与舒张压计算出来。可用以下公式计算：平均动脉压 =1/3 收缩压 +2/3 舒张压。人的血压随年龄增长而升高，其原因在于随年龄增长，动脉壁弹性下降，而舒张压的变化对平均动脉压影响更大。正常成年人的平均动脉压约为 70~100mmHg。

06 什么是随测血压？何谓动态血压监测？

咨询：我今年 43 岁，平时并没有什么不舒服，昨天单位体检身体时，偶然发现我血压偏高。医生说这只是随测血压，还不能诊断高血压，需要观察一段时间，必要时还要进行动态血压监测。请您给我讲一讲：**什么是随测血压？何谓动态血压监测？**

解答：随测血压又称偶测血压，是指被检测者在没有任何准备的情况下测得的血压。由于人体一天之内血压波动较大，同时血压又受许多因素的影响，如被检测者的情绪、精神状态、环境温度等，而且部分人还存在白大衣效应，所以随测血压只能反映被检查者即刻的血压情况，以此诊断高血压往往存在一定程度的误诊。由于目前临床上诊断高血压大多数仍是根据随测血压的结果，为了减少误诊，对随测血压增高者，要定期复查，如多次测得的血压值均高于正常，方可诊断为高血压。随测血压主要用于大规模人群的高血压普查和筛选，医生也以此作为高血压患者治疗疗效的观察和随访等。

由于随测血压不能可靠地反映血压波动及在日常活动和休息时的血压情况，近年来临床上应用小型携带式血压记录仪测定 24 小时动态血压，此即动态血压监测。动态血压监测有直接（有创性）和间接（无创性）两种测压方法，直接测压主要用于住院的危重患者，临床上较多应用的为间接测压，即血压仪每隔 15 分钟或 30 分钟自动测量血压和心率，并记录和储存数据，通过电脑回放、分析，最后打印出报告。

正常人血压呈明显的昼夜节律性，即夜间血压较白天血压低，其降低幅度常大于 10%，高血压患者多数也保持昼夜节律，但总体水平较高，波动幅度较大，也有患者出现昼夜节律减弱或倒置的情况，即夜间血压下降不明显或夜间血压比白天血压还高。动态血压监测在临床上主要用于诊断白大衣性高血压，判断高血压的严重程度（一般认为昼夜节律消失者其靶器官损害较为严重），指导降压治疗和评价降压药物的疗效等。

07 什么是高血压？

咨询： 我今年 46 岁，近段时间总感觉头晕头痛，睡眠也差了，昨天到医院就诊，经过一系列检查，医生说我得了高血压。以前常听人说高血压，周围也有不少人得高血压，但具体高血压指的是什么，我并不太清楚。请问：**什么是高血压？**

解答：这里首先告诉您，既然医生说您是高血压，多了解一些有关高血压方面的知识是非常必要的，下面给您简要介绍一下什么是高血压，希望对您有所帮助。

高血压是体循环动脉血压高于正常的一种临床综合征，是根据从血压读数的连续分布中人为选定的一个阈值确定的。其目的在于加强高血压的预防和治疗，以减少由于高血压带来的心脑血管并发症，降低死亡率。

人体的血压易受多种因素影响而发生波动，这种波动有一定的范围，是血压为适应生理需要而进行自我调节的结果，属正常反应。如果身体发生了一些异常变化，血压就有可能高出正常范围，此时就为血压过高，血压持续过高的人就是高血压患者。我国的高血压诊断标准自 1959 年确定至今，已修订过多次，现在的诊断标准与世界卫生组织推荐的诊断标准相一致。成人正常血压为 130/85mmHg 以下；理想血压为血压值在 120/80mmHg 以下。收缩压等于或高于 140mmHg，舒张压等于或高于 90mmHg，存在二者之一即应怀疑为高血压。如出现血压升高时需多次测量，以观察血压的变化。

高血压的确诊不能只靠 1 次血压偏高来确定（除非血压 ≥ 180/110mmHg 并且患有心血管疾病），初次出现血压升高者，应再多次复查血压进行确认。如一直在服药治疗，虽然此次检查血压正常，仍列为高血压。有疑问者复查后视其血压情况再作判断。

08 什么是原发性高血压和继发性高血压？

咨询： 我今年43岁，前几天单位健康体检时，发现我血压高于正常，之后经进一步检查，确诊为原发性高血压。我们单位的张师傅，患有慢性肾炎，同时还伴有继发性高血压。我不太理解，请问：**什么是原发性高血压和继发性高血压？**

解答： 正像您所听说的那样，高血压确实有不同的类型。高血压的分类方法有很多，根据引起高血压的原因不同，一般将高血压分为原发性高血压和继发性高血压两大类。

原发性高血压也称之为特发性高血压，是一种发病原因尚不完全清楚的血压升高，是临床最常见的一种慢性心血管疾病。其患病率颇高，常引起心、脑、肾等重要脏器的损害，是导致脑卒中、冠心病、肾功能衰竭等的危险因素，严重危害着人们的健康和生命。

继发性高血压是指某些疾病并发的血压升高，常见病因包括肾性高血压、妊娠高血压综合征，以及主动脉狭窄、嗜铬细胞瘤等。诊断继发性高血压后应积极治疗原发病。

09 引起继发性高血压的疾病有哪些？

咨询： 我今年20岁，因头晕头沉、面部浮肿、腰部酸沉半个月到医院就诊，经检查尿常规、血常规等，确诊为急性肾小球肾炎，并且血压高于正常。医生说我的高血压是继发性高血压，还告诉我有很多疾病也会引起继发性高血压。请问：引起继发性高血压的疾病有哪些？

解答： 引起继发性高血压的疾病有很多，较为常见的有肾脏疾病、内分泌疾病和心血管病变。

肾脏疾病引起的高血压可称为肾性高血压，肾性高血压又可分为肾实质性高血压和肾血管性高血压两大类。其中肾实质性高血压包括肾小球肾炎、慢性肾盂肾炎等多种肾脏疾病引起的高血压，也是最常见的继发性高血压。肾血管性高血压是单侧或双侧肾动脉或主干或分支狭窄引起的高血压，如果早期解除狭窄，即可使血压恢复正常。

可引起继发性高血压的内分泌疾病有嗜铬细胞瘤、库欣综合征（皮质醇增多症）、原发性醛固酮增多症等。嗜铬细胞瘤一般起源于肾上腺髓质、交感神经节或其他部位嗜铬组织，由于其大量分泌去甲肾上腺素、肾上腺素和多巴胺，引起阵发性或持续性高血压。库欣综合征是由于促肾上腺皮质激素分泌过多导致肾上腺皮质增生或肾上腺皮脂腺瘤，引起糖皮质激素过多所致。原发性醛固酮增多症则是肾上腺皮质增生或肿瘤分泌过多醛固酮所致。

心血管疾病中常见主动脉缩窄导致继发性高血压，多数为先天性。检查可见上肢血压明显升高，而双下肢血压不高或降低。治疗主要采用介入扩张支架植入或外科手术方法。

此外，一些颅脑病变、睡眠呼吸暂停综合征、妊娠高血压综合征等也会引起继发性高血压。

10 什么是收缩期高血压？

咨询：我今年64岁，前些天单位体检身体时，检测我的血压为收缩压150mmHg，舒张压86mmHg，医生说可能是收缩期高血压，让我观察一段时间。我只知道高血压这种病，没有听说过收缩期高血压，请问：**什么是收缩期高血压？**

解答：收缩期高血压是指舒张压正常而收缩压增高的情况，又称单纯性收缩期高血压。按现行的高血压诊断标准，不论年龄，如果收缩压等于或高于140mmHg，而舒张压低于90mmHg，即可诊断收缩期高血压。收缩期高血压常见于老年高血压患者。

老年人容易发生收缩期高血压，主要与心血管增龄性改变有关。收缩期动脉血压的高低主要取决于外周阻力、心输出量、每搏量、左心室射血的速度以及大动脉的顺应性，通常心输出量、每搏量和左心室射血速度不会随年龄增加而增加，因而外周阻力增加和大动脉顺应性降低成为影响老年人收缩压的主要因素。随着年龄增加，动脉变得僵硬，血管失去弹性，小动脉管壁增厚，管腔缩小，大动脉扩张硬化，顺应性减退，所以当心脏收缩射血时，大动脉不能相应扩张以缓冲心室射血时的压力导致收缩压升高。而当心脏舒张时，大动脉不能相应收缩以维持血管内一定的压力，致使舒张时血压下降。

以往许多学者认为老年收缩期高血压为增龄性改变，不需治疗。现已证实，老年收缩期高血压和舒张压增高具有同样的危险性，因此对老年收缩期高血压仍应加强防治。

11 什么是"白大衣高血压"？

咨询：我今年26岁，身体一向很好，前几天到医院测了血压，医生说我血压偏高，之后接连在医院测了几次都是偏高，可回家用家里自备的血压计测了几次却都很正常。医院的医生说我可能是白大衣高血压，请问：<u>什么是"白大衣高血压"？</u>

解答：我们时常碰到像您这样的情况，有些人去医院就诊测量血压时发现血压升高，但回到自己家中测血压以及24小时动态血压监测（由患者自身携带着测血压装置，无医务人员在场）时血压均在正常范围。为此有些人还会怀疑仪器的准确性，其实这种情况是客观存在的，这就是我们所称的"白大衣高血压"，也就是人们常说的"门诊高血压"。

动脉血压的形成主要与心脏收缩、舒张有关，但是它同时受神经体液因素的影响。当精神紧张时，神经系统和肾上腺会产生肾上腺素，这种物质随着血液的流动到达全身各个器官，对心脏、血管发生作用，血管收缩，心跳加快，外周阻力增加，而使血压升高。由于某些人对医生有一种警觉反应，他们一看到医生就出现类似反应，以致心跳加快，血压升高，这就是"白大衣效应"。这种血压升高呈现一过性，一般收缩压升高20mmHg、舒张压升高10mmHg左右，多于10分钟后逐渐下降。过去认为"白大衣高血压"是精神紧张所引发，其血压尚属正常，现在研究发现这种"白大衣高血压"可能是处于正常血压与明显持续性高血压之间的一种中间状态，因为早期高血压患者的高血压具有波动性，可以出现血压升高与正常交替现象，因此对于"白大衣高血压"主张定期进行血压的自我测量，加强随访观察，并可根据具体情况适当给予调节神经和情绪的非药物治疗，注意调整饮食结构和适当运动，保持心情舒畅。

　　对"白大衣高血压"，加强随访观察，注意情志调节是必要的，但切忌随便诊断为高血压病，尤忌应用降血压药物，以免造成不良后果。

12 高血压的危险因素及发病原因有哪些?

咨询: 我是高血压患者,前段时间又并发了脑梗死,长年吃药,多次住院,不仅增加了家庭的经济负担,还严重影响日常生活。我的儿女也担心自己会不会得上高血压,那样的话太可怕了,为了采取针对性的预防措施,请您告诉我:**高血压的危险因素及发病原因有哪些?**

解答: 高血压的发病与很多危险因素有关,其发病原因至今尚不完全清楚,一般认为主要有以下几个方面。

(1)遗传因素:多数学者认为,遗传是成年人高血压的一个重要的危险因素。调查结果表明,家族中有高血压病史的人,其高血压的发病率明显增高;父母患有高血压的,其子女发生高血压的概率是父母无高血压病者的2倍以上;高血压患者的兄弟姐妹在成年后,高血压的患病率明显高于一般人。

(2)身体肥胖:人们常说:"千金难买老来瘦",这是有一定道理的。人群血压的流行病学研究表明,血压与体重、高血压与肥胖显著相关,肥胖者高血压的发病率远远高于体重正常或低于正常的人,超重或肥胖是血压升高的重要危险因素。体重的增加通常也伴有血压的增高,肥胖的高血压患者减轻体重后血压可有下降,但体重正常的人减重后血压常无明显变化。

(3)年龄因素:高血压的患病率有随着年龄增长而增高的

趋势，且以收缩压升高较为明显。

（4）烟酒影响：吸烟者与不吸烟者的高血压的发病率有显著差别，吸烟者的高血压发病率明显高于不吸烟者。少量饮酒虽然对血压无明显作用，但收缩压和舒张压与每日饮酒呈正比关系，长期饮酒超过一定限度时，可致血压升高而患高血压病，饮酒是引起高血压的一个独立危险因素。

（5）饮食因素：现有的研究表明，钠趋向于升高血压，而钾趋向降低血压。高血压的发生与过量摄入食盐密切相关。研究还表明，摄入饱和脂肪酸高的膳食多，而摄入不饱和脂肪酸的膳食少，也易引起血压的升高，高血压的发病率也就高。相反，不饱和脂肪酸的膳食摄入多，饱和脂肪酸的膳食摄入少，则高血压的发病率低。

（6）环境因素：环境因素如长期噪音、城市交通和居住拥挤等，也易于引发高血压。城市中高血压的发病率高于农村，工作环境噪声大或需要高度集中的人高血压的发病率也高于一般人。

（7）心理因素：精神应激、情绪压抑、心理矛盾等心理因素可以引起高血压已被国内外学者所公认。高血压的发病与心理矛盾密切相关，患者在工作单位的人际关系紧张、夫妻关系不和，社会生活事件和精神刺激以及心理冲突等方面的表现更为明显突出。

13 吸烟为什么会引起血压升高?

咨询: 我今年43岁,有近20年的烟龄,每天吸烟20支左右,近段时间总感觉头晕头痛、头重脚轻,睡眠也差了,前天到医院就诊时检测血压发现明显高于正常,后来确诊为高血压病。医生说吸烟会引起血压升高,让我戒烟,请问:吸烟为什么会引起血压升高?

解答: 医生让您戒烟是十分必要的。当我们拿起香烟时,会发现在烟盒上都印有"吸烟危害健康"的警告,吸烟的危害性是显而易见的,吸烟也是引发高血压的危险因素。

吸烟为什么会引起血压升高呢?目前认为主要是因为烟草中所含的剧毒物质尼古丁所引起的。尼古丁能刺激心脏和肾上腺释放大量的肾上腺素、去甲肾上腺素等,使心跳加快,血管收缩,血压升高。长期大量吸烟,可引起小动脉的持续收缩,时间长了可引起小动脉壁的平滑肌细胞变性,血管内膜渐渐增厚,形成小动脉硬化。另外,吸烟对血脂代谢也有影响,能使血胆固醇、低密度脂蛋白升高,高密度脂蛋白降低,能加快动脉粥样硬化的进程,容易发生急进型恶性高血压、蛛网膜下腔出血、心肌梗死等。还有研究表明,吸烟的高血压患者,其对降压药的敏感性降低,降压治疗不易达到满意的疗效。

由此可以看出,吸烟对高血压有很大影响,奉劝有吸烟嗜好者,特别是吸烟的高血压患者,最好及时戒掉吸烟这一不良习惯。

14 酗酒为什么会引起血压升高？

咨询： 我今年 38 岁，平时很喜欢饮酒也经常喝多。但 1 周前因头晕头痛到医院就诊，确诊为高血压病。医生说我的高血压与酗酒有很大关系，让我戒酒，我不太明白，想进一步了解一下，请问：酗酒为什么会引起血压升高？

解答： 这里首先告诉您，酗酒不仅会引起血压升高，对高血压患者来说，大量饮酒还容易使病情加重，进而诱发脑出血、心肌梗死等。

大量饮酒是高血压的一个重要危险因素。饮酒量与血压之间存在剂量－反应关系，随着饮酒量的增加，收缩压和舒张压也逐渐升高。长期饮酒者的高血压患病率及平均血压值均升高，尤其是收缩压的升高更明显。因此，告诫人们尽量少饮酒，千万不能酗酒。

饮酒致使血压升高的确切机制尚不清楚，可能与酒精引起交感神经兴奋、心排血量增加，以及间接引起肾素、血管紧张素等缩血管物质的释放增加有关。另外，长期大量饮酒还会造成心肌细胞损害，使心脏扩大而发展为酒精性心肌病。因此建议：①要劝阻儿童和青少年不要饮酒；②已知患高血压或其他心血管疾病时请一定要戒除饮酒；③已有饮酒习惯的成年人应限制饮酒量，每天白酒最好不超过 1 两；④节假日或亲友聚会时仅适量饮用些低度酒。

15 得了高血压可能会有些什么表现？

咨询： 我今年44岁，近段时间总感觉头晕、头沉，前几天到医院就诊时确诊为高血压。我邻居老张也患有高血压，可他平时并没有什么不舒服。听说高血压的症状表现是多种多样的，我想了解一下，得了高血压可能会有些什么表现？

解答： 确实像您说的那样，由于高血压患者的年龄、性别、体质状态、敏感程度、病情进展程度等的差异，使得高血压患者的症状表现千差万别，多种多样。

高血压患者可以没有任何症状，但是无论有无症状，高血压都会对人体器官造成损害。大约 1/5 的高血压患者无症状，仅在测量血压时或发生心、脑、肾等并发症时才被发现。大多数高血压患者起病缓慢、渐进，一般缺乏特殊的症状，常见症状有头晕、头沉、头痛、疲劳、心悸、胸闷、记忆力差、健忘、失眠、睡眠差以及精神不振等，呈轻度持续性，在紧张或劳累后加重，不一定与血压水平有关，多数症状可自行缓解。也可出现走路不稳、脚下像踩棉花，甚至有视力模糊、鼻出血等较重的症状。

高血压患者的血压随季节、昼夜、情绪等因素有较大波动，冬季血压较高，夏季较低，血压有明显的昼夜波动，一般夜间血压较低，清晨起床活动后血压迅速升高，形成清晨血压高峰。患者在家中的自测血压值往往低于诊所测量的血压值。

少数高血压患者病情急骤发展，舒张压持续≥130mmHg，并有头痛、视力模糊、眼底出血、渗出和乳头水肿，肾脏损害突出，持续蛋白尿、血尿与管型尿，表现为恶性或急进型高血压。还有一些高血压患者在发病过程中由于种种原因可出现高血压危象、高血压脑病、脑卒中、心力衰竭等，而呈现相应的症状表现。

16 没有症状血压是否一定正常？

咨询： 我父亲是高血压"老病号"，半月前去世了，我哥哥也患有高血压，他经常头晕、头痛、失眠，我今年29岁，平时没有什么不舒适的感觉，我觉得我的血压是正常的，可我母亲非让我到医院检查一下，担心我也患有高血压，请问：**没有症状血压是否一定正常？**

解答： 您母亲让您到医院检查一下是必要的，因为高血压病有一定的遗传因素，没有自觉症状也并不代表血压一定正常。

我们时常会碰到这样一些患者，尤其是一些中年人，当医生检查发现他们有高血压时，他们会怀疑血压测量的准确性，因为他们感觉很好，医生通过反复询问，仍然不能发现其有头晕、眼花、耳鸣等高血压的相关症状的病史。还有一些高血压患者，有症状时就服降压药，没有症状时就不服药，因为他们认为"没有症状血压肯定正常"。其实上述观点都是错误的，有相当一部分高血压患者早期并无症状，是在体检时无意中发现的，没有症状不代表血压正常。

血压的高低与主观感觉的相关性在每个人身上各不相同。有一部分高血压患者早期就出现不适，而且这种不适感觉的确与血压的高低有明确关系，这些患者吃药、就诊比较容易掌握；而有些高血压患者始终没有不舒服的感觉，常常是因为其他疾病到医院就诊或体格检查时才偶然发现血压升高，在进一步检查后明确诊断为高血压，对于这些高血压患者，单凭自我感觉的好坏来决定是否吃药显然是不行的，往往会因为疏忽而出现高血压并发症。

高血压不一定都有症状，没有症状并不一定没有高血压。虽然没有症状的高血压对患者的生活质量影响较小，但由于没有症状会使患者放松警惕，延误就诊及治疗的时机，一旦出现不适时往往已有严重的心、脑、肾损害，甚至出现危及生命的并发症，造成不良后果。因此，不论过去有没有高血压，一定要定期检查身体，尤其是 40 岁以后的中老年人，以便及时发现无症状的高血压。

17 高血压患者如何学会观察血压的变化？

咨询： 我是高血压患者，知道正确观察血压的变化，有利于高血压患者了解病情，并及时向医生反映血压及症状的变化，使医生能够根据病情的变化情况及时调整用药剂量与方案，但具体怎么做我不是太清楚。请您告诉我：高血压患者如何学会观察血压的变化？

解答： 的确像您说的那样，正确观察血压的变化，有利于高血压患者了解病情，及时向医生反映血压及症状的变化，以配合治疗，使医生能够根据病情的变化情况及时调整用药剂量与方案，也可避免就医前紧张致使血压升高而造成的假象，并可提供第一手观察记录于临床医生，以利于自己疾病的诊治。

高血压患者的自觉症状个体差异很大，有些患者初起时可以没有任何症状，多在体检时发现血压高于正常，也有一些患者早期有很多非特异症状，很像神经官能症，如不测量血压易造成误诊。所以应注意到血压高低并不与症状成比例，有些患者血压不太高症状却很多；而另有一些患者血压很高，可无症状或症状很轻。高血压患者常见的症状有头晕头痛、心烦失眠、耳鸣心悸、神疲乏力、注意力不集中等，这些都是非特异性症状，如果中老年人出现以上症状应测量血压。如果高血压患者在治疗期间上述症状加重，或出现新的症状，应及时测量血压，而不要盲目用药。因为血压过低或血压下降过快时也会出现以上症状，有些降压药物的不良反应也可导致这些症状。如果血压过低时再服用降压药物，则会使病情加重，甚至造成脑梗死、心绞痛、心肌梗死等严重的并发症。

高血压患者学会自我观察血压的变化，掌握测量血压的方法是十分必要的。绝大多数高血压患者经过数日至数周的训练后，均能准确掌握测量血压的方法。

18 高血压有什么危害？

咨询： 我爱人两年前查出患有高血压，医生交代一定要按时服药，定期复查，不舒服时及时就诊。我平时身体很好，几天前单位健康体检时发现血压明显高于正常，后来确诊为高血压，医生也交代我关注自己的病情。我不明白，请问：高血压有什么危害？

解答： 这里首先告诉您，医生交代的一定要重视，得了高血压别不在乎。虽然有些高血压患者可以没有任何症状，有些人即便有症状也并不妨碍工作和生活，所以得了高血压后，很多人并没有把治疗当回事。要知道，人不能长久地处于高血压状态，这非常危险，容易引发各种并发症，严重威胁着人们的健康和生活质量。

长期血压升高的患者，其心血管容易发生病变，容易患上冠心病。严重的冠心病可以使人丧失正常生活和工作能力，甚至会造成死亡。

　　长期高血压的人有脑血管破裂或堵塞的危险，脑血管发生破裂或堵塞就是脑卒中，也就是平时所说的"中风"。轻则丧失正常生活和工作能力，重则会造成死亡。

　　长期高血压会使肾受到损害，发生严重的肾脏病变；还会影响血管，导致周围血管病或视网膜病变等。

　　由上可以看出，人长期处于高血压状态的危害是严重的，得了高血压千万别不在乎，要改变不良的生活方式和饮食习惯，坚持规范的治疗，积极控制高血压，以预防各种并发症的发生和发展。

19 高血压合并糖尿病有何危害？

咨询： 我今年53岁，是高血压患者，一直坚持服药治疗。因近段时间总感觉口干口渴，到医院就诊，经检测血糖等，确诊患有糖尿病。医生说我的糖尿病与高血压有一定的关系，我不太相信，麻烦您告诉我：高血压合并糖尿病有何危害？

　　解答： 高血压与糖尿病确实有密切的关系，二者常常同时存在，对心血管系统有极强的危害性。1型糖尿病患者多在并发肾脏病变后出现高血压，2型糖尿病患者往往合并有高血压，高血压可以在2型糖尿病发病之前、发病时或之后出现。

　　高血压合并糖尿病对心血管系统的危害有乘积效应。2型糖尿病和高血压患者都伴有胰岛素抵抗，其特征为高胰岛素血症、血脂异常和肥胖，但胰岛素抵抗与高血压的因果关系目前尚未明确。糖尿病合并高血压的主要危害是加速糖尿病大血管及微血管并发症的发生和发展，严重影响糖尿病患者的预后，尤其是对糖尿病患者的心血管系统危害更大，可导致心脏猝死、冠心病、充血性心力衰竭、脑血管疾病和周围血管疾病的危险性增高。

同样，糖尿病也可使高血压患者的心血管风险明显增加。高血压同时也是糖尿病微血管病变的主要危险因子，其作用可能甚至超过高血糖。众多资料表明，心脑血管并发症是多数糖尿病患者死亡的主要原因，而不伴发高血压的患者则可得到长期生存，导致糖尿病性肾病和视网膜微血管病变使得糖尿病患者死亡率和病残率明显增高。糖尿病合并高血压患者的肾功能进行性降低，而抗高血压治疗可延缓肾功能降低。

20 得了高血压要定期做哪些检查？

咨询：我今年 41 岁，前段时间刚确诊患有高血压，正在服药治疗，我以为今后坚持服用降压药物，注意定期检测血压就可以了，可有几位病友说除定期检测血压外，还应注意检查血糖、血脂、心电图、眼底等，我不太明白，请问：**得了高血压要定期做哪些检查？**

解答：病友的说法是正确的。高血压患者除定期检测血压外，还应经常做一些诸如血脂、血糖、心电图等的检查，以便对病情有一个全面的了解，确立正确的治疗原则。

那么得了高血压要定期做哪些检查呢？就临床来看，除监测血压外，尿常规、生化、心电图、胸部 X 线，以及超声心动图、眼底等，都是高血压患者要定期做的检查。

（1）监测血压：患者家中常备一台血压计是必要的，可以观察并多次记录一天中血压波动情况，还可提供给医生，作为医生调整用药和剂量时参考。定期作动态血压监测以便掌握一定时间内（24 小时）在各种情况下（如运动、工作、休息等）血压波动情况。

（2）尿常规：高血压病早期没有变化，晚期累及肾脏时，尿中可出现红细胞、蛋白等，要引起注意，及时治疗。

（3）生化检查：生化检查包括肝功能、肾功能、血糖、血脂、血钾以及血液流变学检查。

肝功能：可了解药物是否对肝功能产生影响。

肾功能：可帮助诊断是否有高血压性肾损害。如超过正常值，表明有肾功能减退现象，需要及时治疗。

血糖：糖尿病与高血压关系密切，而且糖尿病患者伴高血压更易发生心肌梗死、脑卒中及大血管疾病，故应该经常检测。

血脂：高血压合并高脂血症，会促进动脉硬化的发生与发展，故合并有血脂增高的患者应同时治疗高血脂。

血钾：使用利尿降压药时要注意复查，以免发生低血钾。

血液流变学检查：可以反映心脏及血管壁血流及血液成分的变化。如由正常转变为多项极度异常时，常预示有发生中风的可能，应提高警惕。

（4）心电图：早期没有变化，若长期血压升高，可引起心肌肥厚与心肌劳损。若合并冠状动脉硬化，则表现心肌缺血，还可出现心律失常。故应经常检查以了解有无并发症的发生和是否合并有冠心病。

（5）胸部 X 线检查：定期行胸部 X 线检查可了解心脏和血管形态变化，以了解有无心脏扩大及其他并发症。

（6）超声心动图：不仅反映心脏结构，还反映心血管功能变化，它对心肌肥厚的诊断较心电图灵敏，往往心电图还未表现出来时，超声心动图检查已有改变，故应定期复查。

（7）眼底检查：可直接观察小动脉的变化，对分析和判断高血压患者的病情发展有较高的参考价值。

21 高血压患者为什么要检查眼底？

咨询： 我今年 37 岁，患高血压已 4 年，深知病情监测的重要，坚持定期到医院检测血压、血糖、血脂等。昨天到医院复查，医生建议我到眼科检查一下眼底，定期检测血压、血糖、血脂我理解，让查眼底我就不明白了，我想知道高血压患者为什么要检查眼底？

解答： 医生让您到眼科检查一下眼底是必要的。眼底改变是高血压的常见表现。医生用眼底镜观察眼底的血管变化，可以反映高血压的严重程度，判断心脑血管损害的程度，对高血压的病期、类型和预后判断有一定价值。

高血压眼底改变与病程的关系密切，随着病程的延长，眼底改变越明显，程度也越严重。一般来说，高血压的早期眼底大多正常，或仅有轻微小动脉缩小，随着病程的进一步发展，眼底小动脉常会有轻度硬化，表现为局限性或普遍性动脉管腔狭窄。若血压持续升高，眼底小动脉硬化往往十分明显，表现为动脉管壁透明度变低，管腔狭窄，在动静脉交叉处静脉两端变尖，远端肿胀，称为交叉征。随着高血压病情的逐渐加重，视网膜动脉附近可出现少量出血。在高血压病的晚期或高血压急症，由于血压急骤升高，视网膜动脉急剧收缩，常导致视网膜屏障破坏，出现视网膜水肿、渗出和出血。

高血压视网膜病变可反映高血压的时间长短、严重程度以及与全身重要器官的关系，眼底改变的分级对高血压的临床诊断、治疗及预后判断均有重要帮助。目前广泛采用的四级分类为：Ⅰ级，视网膜动脉普遍轻度变窄；Ⅱ级，主要为动脉硬化，小动脉反射增强，动脉变窄，动静脉交叉处有压迫现象；Ⅲ级，主要为渗出及出血；Ⅳ级，除Ⅲ级的弥漫性视网膜病变外，出现视盘水肿。临床上视网膜动脉硬化是可逆的，而且硬化的程度与高血压的时间长短成正比，是诊断高血压的有力依据。当视网膜动脉已有明显硬化，尤其已合并视盘水肿时，常提示高血压的其他重要靶器官，如心、脑、肾等均有不同程度的损害。

高血压视网膜病变与血压、心脏及肾脏关系密切。视网膜动脉与眼底的改变，均与血压水平成正比。

22 如何正确诊断高血压？

咨询： 我今年36岁，近半月来总感觉头晕、耳鸣，睡眠也差了，我担心会得上高血压，到医院检测血压高压为145mmHg，低压为92mmHg，本以为真的得高血压了，可医生说诊断高血压是有标准的，还需要进一步观察，请问：**如何正确诊断高血压？**

解答： 医生说得很正确，诊断高血压是有标准的，单凭1次检测血压高压为145mmHg，低压为92mmHg，是不能确诊高血压的。

由于血压在一日之内变化很大，而且在不同的生理情况下，如休息和运动、安静和激动、空腹和饱餐、早晨和晚间，血压数值常有一定的波动，往往是前者低于后者。因此，要想正确诊断高血压，首先要严格按照规定的动脉血压测量方法进行测量，并按高血压的诊断标准进行判断，同时还要注意与继发性高血压进行鉴别。高血压的诊断应从以下几点考虑。

（1）血压符合高血压的诊断标准，即在未服用抗高血压药物的情况下，一般需非同日至少测量三次血压值，收缩压均≥140mmHg和（或）舒张压均≥90mmHg。

（2）经病史采集和各项检查综合分析，注意与继发性高血压相鉴别。

（3）早期体检除血压高于正常外多无阳性体征，随着病情的发展常逐渐出现心、脑、肾受损的征象，心脏可向左扩大，主动脉瓣区第二心音亢进，心电图、超声心动图、X线检查可发现左心室肥厚，眼底可有高血压所致的血管改变，尿中可出现蛋白及管型等，但高血压在先，尿变化在后。

为了全面反映高血压的病情，以利于治疗和用药等，还应注意高血压的分级以及按心血管危险水平分层。

23 高血压是如何分级的？

咨询： 我今年40岁，前些天确诊患有高血压，医生说我属Ⅰ级也就是轻度高血压。我们科室的老刘，是高血压"老病号"，医生说他是Ⅱ级高血压，我知道高血压有不同的分级，但具体是怎么分的不是很清楚，麻烦您给我讲一讲：高血压是如何分级的？

解答： 为了全面反映高血压患者的病情，以利于治疗与用药等，根据高血压患者血压升高的程度，以及临床表现和病情进展情况，高血压有不同的分级（如表1）。

表1　高血压分级

级别	收缩压（mmHg）	/	舒张压（mmHg）
正常血压	<120	和	<80
正常高值血压	120~139	和（或）	80~89

级别	收缩压 （mmHg）	/	舒张压 （mmHg）
高血压	≥ 140	和（或）	≥ 90
1 级高血压（轻度）	140~159	和（或）	90~99
2 级高血压（中度）	160~179	和（或）	100~109
3 级高血压（重度）	≥ 180	和（或）	≥ 110

24 如何对高血压进行危险分层？

咨询： 我今年46岁，患高血压已两年，我知道同一水平的高血压患者由于合并危险因素不一样，其预后可能有很大差异。听说我国制定有高血压按发生心血管危险水平的分层标准，我想知道：如何对高血压进行危险分层？

解答： 同一水平的高血压患者由于合并的危险因素不一样，其预后确实可能有很大差异。高血压患者治疗决策的制定不仅根据其血压水平，还要根据其他危险因素的存在情况、并存的临床情况以及靶器官损害程度等。为了指导我国高血压的防治，我国制定有《中国高血压防治指南》，在这个指南中有高血压按心血管危险水平的分层标准，这个标准将高血压患者分为低危组、中危组、高危组和很高危组四组，如表 2 所示。

表 2 高血压患者心血管危险分层标准

其他危险因素和病史	血压		
	1 级高血压（轻度）	2 级高血压（中度）	3 级高血压（重度）
无其他危险因素	低危	中危	高危
1~2 个危险因素	中危	中危	很高危
3 个及以上危险因素或糖尿病或靶器官损害	高危	高危	很高危
有并存的临床情况	很高危	很高危	很高危

用于分层的危险因素有：收缩压和舒张压的水平(1~3 级)；年龄男性大于 55 岁，女性大于 65 岁；吸烟；血脂异常；糖耐量受损和（或）空腹血糖受损；早发心血管疾病家族史（发病年龄男性小于 55 岁，女性小于 65 岁）。靶器官损害有：左心室肥厚，微量白蛋白尿，血浆肌酐浓度轻度升高，动脉粥样硬化。并存的临床情况有：脑血管病，心脏疾病，肾脏疾病，外周血管疾病。

25 为什么不必害怕高血压？得了高血压应该怎么治？

咨询： 我今年44岁，前段时间体检时发现血压高于正常，后来确诊为高血压。我知道高血压是引发冠心病、脑卒中、肾功能衰竭等的危险因素，所以很是担心。可医院的医生说不必害怕，请您告诉我：为什么不必害怕高血压？得了高血压应该怎么治？

解答： 很多高血压患者和您一样，一旦确诊就非常紧张，担心害怕。其实不必害怕高血压，高血压是可以控制的。得了高血压，只要在医生指导下培养科学的生活方式，进行规范化的治疗，血压是可以被控制在正常水平的。如此就能够减少因高血压引起的冠心病、脑卒中、肾功能衰竭等，高血压患者就可以像正常人一样生活和工作。

得了高血压，就应该在医生指导下进行规范化治疗，将血压控制在标准水平。高血压的规范化治疗主要包括以下内容。

（1）高血压患者应积极参加有关高血压知识的学习，以便在治疗过程中发挥自己的积极作用，更好地配合医生进行规范化治疗。

（2）在医生指导下纠正不良的生活习惯，坚持科学健康的生活方式，注意饮食调养和运动锻炼，保持健康的心态和良好的情绪。

（3）做到定期检测血压，认真坚持定期接受各项与高血压关系密切的检查项目的检测，如检测血糖、血脂等。

（4）在医生指导下采取各种措施使与高血压关系密切的因素，如血糖、血脂等达到标准。

（5）注意定期到医院复诊咨询，坚持按医生的要求规范使用各种药物。

26 高血压的治疗目标及策略是什么？

咨询：我今年38岁，近段时间总感觉头晕耳鸣，睡眠也差了，经检测血压等确诊患有高血压。我知道一旦确诊高血压就应采取措施进行治疗，听说治疗高血压有一定的目标及策略，我想进一步了解一下，请问：**高血压的治疗目标及策略是什么？**

解答：正像您所说的那样，一旦确立高血压的诊断，就应采取措施进行治疗，高血压的治疗确实有其一定的目标及策略。

高血压的治疗包括非药物治疗和药物治疗两部分，不过直至目前，虽然中西医有不少治疗方法，均达不到彻底治愈的目的，治疗高血压的主要目的是最大限度地降低心血管病的死亡率和病残总危险。下面根据《中国高血压防治指南》中有关的内容，结合现代高血压临床治疗的有关资料，将治疗高血压的目标及策略予以简要介绍，希望对您有所帮助。

（1）治疗目标：高血压的治疗不仅仅是降压，还要考虑患者的全身情况，包括合并症、并发症等的相关情况，全面兼顾，整体治疗。治疗高血压的目的是降低血压、消除症状，最大限度地降低心血管病的死亡和病残的总危险。这就要求医生在治疗高血压的同时，干预患者检查出来的所有危险因素，如吸烟、高胆固醇血症、糖尿病等，并适当处理患者同时存在的各种临床情况。危险因素越多，其程度越严重。若还兼有临床情况，心血管病的危险水平就更高，治疗这些危险因素的力度应越大。

心血管病危险与血压之间的相关呈连续性，在正常血压范围并无最低阈。因此，抗高血压治疗的目标是将血压恢复至正常（收缩压低于130mmHg，舒张压低于85mmHg）或理想（收缩压低于120mmHg，舒张压低于80mmHg）水平。

高危的患者，血压降至目标水平及对于其他危险因素的治疗尤其重要，《中国高血压防治指南》按危险因素、靶器官损伤及并存临床情况的合并作用，将危险量化为低危、中危、高危、很高危四档，每一档既反映疾病的绝对危险，各档内又因患者的危险因素的数量与严重性还有程度的不同，这样不但有利于决定什么样的患者应开始给予抗高血压治疗，还有助于确定患者的降压目标及达到此目标所要求的治疗力度。

（2）治疗策略：高血压的治疗策略，是对确诊为高血压的患者，在检查患者及全面评估其总危险后，判断患者属低危、中危、高危或很高危，并根据不同的情况分别进行处理，决定是否开始药物治疗。治疗方针既定，医生应为各例患者制定具体全面的治疗方法，监测患者的血压和各种危险因素，改变生活方式。

低危患者：立即开始非药物治疗，可随访观察6个月，6个月后血压仍≥140/90mmHg即开始药物治疗。

中危患者：立即开始非药物治疗，可随访观察3个月，3个月后血压仍≥140/90mmHg即开始药物治疗。

高危和很高危患者：立即开始非药物治疗，同时立即开始药物治疗（作为主要手段）。

所有患者，包括需给予药物治疗的患者，均应一开始就进行非药物治疗，改变生活方式。接受非药物治疗的患者，应坚持经常测量血压，控制效果不好时要及时就诊，听取医生是否用药的建议。并且服用哪种降压药物，怎样服用降压药物，不能由患者自己决定，患者不能一发现自己血压高，就自己随便使用降压药物，需要医生根据高血压患者的具体情况，综合分析后来决定。药物治疗的目的是降低血压，控制其他危险因素和临床情况。

27 常用的降压西药有哪几类？

咨询：我今年46岁，前段时间确诊患有高血压，目前用的降压药是卡托普利，血压控制得虽然比较理想，但又出现了时常干咳，医生说是卡托普利的不良反应，建议换一种药，让我用血管紧张素Ⅱ受体抑制剂缬沙坦试一试，我要问的是：常用的降压西药有哪几类？

解答：这里可以告诉您，尽管治疗高血压的降压西药有很多，但就临床来看，常用的降压西药主要有利尿剂、钙通道阻滞剂、肾上腺素能受体阻滞剂、肾素－血管紧张素－醛固酮系统抑制剂、交感神经抑制剂、直接血管扩张剂6大类，其中前5类是高血压治疗指南中推荐医生首先考虑选择的（即一线用药）。

（1）利尿剂：常用的有氢氯噻嗪和吲达帕胺等。降压作用主要通过排钠，减少细胞外容量，降低外周血管阻力。降压起效平稳、缓慢，持续时间相对较长。适用于大多数无禁忌证的高血压患者的初始和维持治疗。

（2）钙通道阻滞剂：根据其化学结构和药理作用可分为两大类，即二氢吡啶类和非二氢吡啶类。前者对血管平滑肌具有选择性，较少影响心脏，作为抗高血压药常用的有硝苯地平、氨氯地平等。非二氢吡啶类包括维拉帕米等，对心脏和血管均有作用。在治疗高血压的药物中，钙通道阻滞剂已经应用于临床多年，其卓越的降压疗效、广泛的联合降压潜能、优越的心脑血管保护作用使其在当今的抗高血压治疗、降低心脑血管发病率及死亡率方面占据了重要地位。钙通道阻滞剂降压疗效强，药效呈剂量依赖性，适用于轻、中、重度高血压。

（3）肾上腺素能受体阻滞剂：包括 β 受体阻滞剂和 α1 受体阻滞剂。β 受体阻滞剂的代表药物有普萘洛尔、酒石酸美托洛尔等，尤其适用于合并快速性心律失常、冠心病、慢性心力衰竭、主动脉夹层、交感神经活性增高及高动力状态的高血压患者。α 受体阻滞剂已经用于临床多年，目前临床常用的包括特拉唑嗪、乌拉地尔等。该药的最大优点是没有明显的代谢不良反应，可用于糖尿病、周围血管病、哮喘及高脂血症的高血压患者。

（4）肾素－血管紧张素－醛固酮系统抑制剂：包括血管紧张素转换酶抑制剂（ACEI）、血管紧张素Ⅱ受体抑制剂（ARB）

和肾素抑制剂3类药物，以前两种为常用。ACEI类的代表药物有卡托普利、依那普利，不仅具有良好的降压效果，而且具有器官保护作用，但服药后存在顽固性咳嗽及神经性水肿等不良反应。ARB与ACEI的降压和心血管保护作用有许多相似之处，但ARB不良反应小，患者治疗依从性高，在临床广泛使用，代表药物有厄贝沙坦、氯沙坦等。

（5）交感神经抑制剂：包括中枢性降压药和交感神经末梢抑制药。中枢性降压药以可乐定为代表，交感神经末梢抑制药则以利血平为代表。

（6）直接血管扩张剂：代表药物为肼屈嗪，直接扩张小动脉，降低外周血管阻力，增加心输出量及肾血流量，但有反射性交感神经激活作用；由于新的血管扩张剂的出现，该药已很少使用。

临床上还有一类降压药物，被称为"复方制剂"，即将不同类的降压药物进行组合，放在一片药中，使得其中有两种或两种以上的降压药物，达到增强疗效、减少副作用的目的，方便患者使用。

28 服用降压药物应注意什么？

咨询：我今年55岁，是高血压患者，一直坚持服用硝苯地平，我知道高血压是一种难以根治的慢性病，深知坚持长期服用降压药的重要性。为了保证用药的安全有效，避免不良反应发生，我想知道：服用降压药物应注意什么？

解答： 您的想法是正确的，服用降压药物就应该知道其注意事项。高血压是一种难以根治的慢性病，一旦罹患，其治疗将是长期的，为了保证用药的安全有效，避免不良反应发生，服用降压药物应注意以下几点。

（1）坚持长期用药。高血压是一种难以根治的慢性病，服用降压药物血压降至正常并不代表高血压治愈了，一旦停药血压还会上升，服服停停是错误的，不但达不到治疗的目的，还有危险，在医生的指导下坚持长期用药，才能达到控制血压、减少并发症的目的。

（2）从小剂量开始。服用降压药应从小剂量开始，如果效果不明显，可适当增加剂量，通常1种降压药物就能取得满意的疗效，若1种降压药物疗效不满意，可再加1种，对绝大多数高血压患者来说，同时服用两种降压药物，血压是能够降到理想水平的。血压降到理想水平后，要以最小剂量长期维持，切不可随意停用。

（3）不可降得太快。有些高血压患者一看血压上升了，恨不得马上把血压降下来，1次服用大剂量降压药，结果血压在短时间内降得太快、太低，心、脑、肾等重要脏器供血不足，可能导致心绞痛、脑梗死等，出现严重后果。

（4）配合其他疗法。高血压的治疗应当是多方面的，药物治疗只是综合治疗的一个方面，在重视药物治疗、严格按照医生的医嘱服用药物的同时，还应注意配合饮食调养、起居调摄、运动锻炼等，条件许可时还可配合以针灸、按摩以及心理疗法等，以发挥综合治疗的优势，最大限度地提高临床疗效。

（5）注意血压变化。治疗高血压的目的是降低血压、消除症状，最大限度地降低心脑血管病的死亡和病残的总危险，这当中，注意血压的变化，做到定期检测血压十分重要。定期检测血压，注意血压的变化，是了解病情、调整用药的依据所在，医生一定要给患者交代清楚，患者也应切记。

29 为什么提倡使用长效降压药？

咨询： 我今年43岁，患高血压已6年，正在服用硝苯地平治疗，血压控制得还可以，不过每天服药3次，不仅太麻烦，有时还忘记，昨天到医院就诊，医生建议换成长效的硝苯地平缓释片，说高血压患者提倡使用长效降压药，请问：为什么提倡使用长效降压药？

解答： 根据降压药作用持续时间的不同，有长效降压药和短效降压药之分，短效降压药降压作用一般仅可持续4~5小时，所以如果患者每天仅服用1~2次，就不能保持血压平稳，长效降压药降压作用时间一般能持续24小时，可以保持一整天血压平稳下降。保持血压平稳在正常范围内是服用降压药的目的，而服用长效降压药可以比较好的实现此目的，所以高血压病患者提倡使用长效降压药。

通常认为，理想降压药的标准是：①疗效好，能全天24小时平稳持久地降压；②不良反应少，副作用小，服用方便；③不影响患者的生活质量；④不影响人体内血脂、血糖的代谢；⑤能够使患者的心、脑、肾及动脉硬化等病变逆转、稳定，避免或延缓高血压对靶器官的损害以及并发症的发生。根据以上标准，长效降压药则是高血压患者的最好选择。长效降压药通常每天只需服用 1 次就具有 24 小时的降压作用，从而可减少或避免因血压过高和频繁波动给患者带来的危害，更为关键的是服用长效降压药可以避免漏服药物情况的出现。

虽然长效降压药的副作用小，有很多优点，但当高血压患者在短时间内出现血压急剧升高时，为了防止出现高血压危象或心力衰竭、肾功能衰竭等并发症，可根据临床需要给其使用短效降压药，如硝苯地平、卡托普利等，这样可使患者的血压在短时间内下降。待患者病情稳定，再给其重新使用长效降压药。

30 高血压患者在什么情况下需要更换降压药？

咨询：我今年 54 岁，患高血压已多年，一直服用硝苯地平治疗，血压控制得很好。昨天碰到一位高血压病友，他说不能长期服用某一种降压药，应注意更换，我不太相信，我认为更换降压药应当有指征，麻烦您告诉我：高血压患者在什么情况下需要更换降压药？

解答：这里首先告诉您，不能长期服用某一种降压药的说法是错误的。降压药物如果能够很好地控制高血压患者的血压，并且没有明显的副作用，就可以长期服用，不需要频繁调整。

当然，并不是说高血压患者不能更换降压药，您认为高血压患者更换降压药应当有其指征的看法是正确的。如果高血压患者出现了新的问题，如肾功能异常导致出现蛋白尿，就需要使用一种能同时减少尿中蛋白的降压药，例如血管紧张素转换酶抑制剂（如培哚普利、福辛普利、贝那普利等）或血管紧张素Ⅱ受体抑制剂（如厄贝沙坦、缬沙坦、氯沙坦等）。如果患者没有使用，可调整加用此类药物。如果高血压患者服用某种降压药物其降压效果不好，不能控制血压时，就需要换用降压药物。另外，如果使用某类降压药物出现过敏或不良反应时，则需换用其他类降压药物，如使用血管紧张素转换酶抑制剂类药物出现了难以耐受的咳嗽时，可以换用血管紧张素Ⅱ受体抑制剂类药物。最初的降压药物使用不合理的，医生会调整患者的降压药物。例如患者平时吃得非常咸，除了应建议患者限制盐的摄入外，还可考虑在患者的降压方案中加用利尿剂。

　　总而言之，高血压患者在出现药物不良反应、降压效果不理想、降压药物使用不合理等情况时，需要调整降压药物的使用。血压控制良好的降压方案可以继续使用，不用频繁调整换药。

31 为什么同样是高血压患者用的药物却不一样？

咨询： 我今年58岁，前天刚确诊患有高血压，医生让我服用的降压药是替米沙坦。我问了我们单位几位高血压病病友，有用卡托普利者，有用硝苯地平者，还有用氯沙坦者，请您告诉我：为什么同样是高血压患者用的药物却不一样？

解答： 同样是高血压患者，不同患者的用药可能是各不一样的。这主要是因为高血压患者的年龄、病情是各不相同的，高血压的治疗强调个体化原则，其目的是使患者得到最佳治疗。

临床上用于治疗高血压的降压药物的种类有很多，不同的高血压患者服用的药不一定一样，即便是同一个患者，随着病情控制情况的变化，医生也会调整用药的种类和用药的剂量。医生要考虑患者的很多情况，来决定用药的方案。

（1）要考虑患者血压升高的程度，通过用药将血压控制在适当的水平，消除高血压带来的种种不舒服的感觉，减轻患者的痛苦，保证患者的生活质量。

（2）要考虑患者心、脑、肾等器官有没有受损害的可能以及损害程度的轻重，通过用药避免患者的这些器官受损害或者减轻损害的程度。

（3）要考虑患者还服用了哪些其他药物，避免不同种类药物相互作用降低药物的治疗效果，尽量避免或减少药物引发的不良反应。

（4）要考虑并存疾病的情况，例如同时有哮喘或喘息性支气管炎的患者就不宜使用 β 受体阻滞剂，而同时有冠心病、心绞痛的患者应积极使用 β 受体阻滞剂。

个体化治疗对于高血压的控制十分重要，所以千万不要看别的患者吃什么药，自己就跟着吃什么药，这样不仅不能很好地控制自己的病情，搞不好还会因为药物的不良反应等造成额外的损害。

32 高血压患者为什么一定要按医生的要求坚持长期用药？

咨询：我今年42岁，前段时间确诊患有高血压，正在服用降压药治疗。本以为只要血压降至正常、头晕头痛等症状消失，就可停止服药，可昨天到医院复诊，医生交代一定要坚持长期用药，我不明白，请问：高血压患者为什么一定要按医生的要求坚持长期用药？

解答：高血压患者一见血压降至正常、头晕头痛等自觉症状消失，就擅自停止用药，血压升高或出现自觉症状时再服药，这样用用停停者，在临床中并不少见。其实这种观点和做法是十分错误的，危害很大，高血压患者切记一定要按医生的要求坚持长期用药。

因为医生制订的药物治疗方案再好，如果不长期坚持，都不可能很好地发挥作用，平稳控制血压的目的就不能达到，高血压引起各种疾病的可能性就比较大，心、脑血管急症就有可能发生。有些高血压患者因为不在乎自己的病，虽然医生开了药，却没有吃药；有些患者经常忘记服用，对服药是三天打鱼，两天晒网；或者血压刚得到控制，就停止用药；或者因为药物价格昂贵就没有坚持用药，这些行为都是不正确的。

到目前为止，世界上还没有哪一种药物或方法一用就能够彻底治好高血压，服用药物后虽然能够使血压降到正常，也并不意味着高血压就治好了，一旦停止服用降压药，又不注意保持健康的生活方式，高血压会立即再次缠身。绝大多数高血压患者都需要终身服用降压药物，目的是使血压长期控制在符合标准的水平，这样才能避免或减轻因血压高引起的心、脑、肾等重要器官的损害，避免发生心、脑血管急症，所以高血压患者一定要按照医生的要求坚持长期正规用药。

在按照医生的要求坚持长期正规用药的同时，高血压患者还必须坚持改变不良的生活方式。有的高血压患者以为已经吃上降压药，控制血压就有了保障，对改变不良的生活方式就不在意了，酒照样喝，烟照样抽，大吃大喝照旧，运动也不坚持了，这样的患者血压不可能得到很好的控制。只有改变不良的生活方式，为控制血压创造良好的条件，再加上降压药的作用，血压的控制才会理想。

33 服用降压药血压控制效果不好怎么办？

咨询： 我今年 54 岁，患高血压已经 8 年，近段时间不知为什么，血压是忽高忽低、波动很大，整天头昏昏沉沉的，更换了几种降压药，效果都不太好。昨天到社区医院就诊，医生让我到上级医院看一下，我想知道：服用降压药血压控制效果不好怎么办？

解答： 绝大多数高血压患者经医生合理选择降压药并坚持正确服用后，血压都能够控制在正常范围并保持稳定，但也有少数患者，即使接受最大剂量的联合降压药物治疗，血压也难以控制在正常范围之内；还有些患者和您一样，每日测量血压值忽高忽低，波动很大。出现这些情况，一定不要急躁，要及时到医院就诊，将情况反映给医生，要相信医生可以找出原因，并针对具体情况做出相应的处理，以改善治疗效果，千万不要自己随便换药、加药或突然停止用药。

这里需要交代的是，许多因素都可能影响到高血压的治疗效果，请您参考下列几项认真检查回忆，看有什么可疑的因素没有，在看病时好将情况提供给医生。

（1）首先要检查在服药的同时是否坚持了健康的生活方式。比如是否保持了良好的心态，生活是否有规律，饮食是否做到了合理安排，是否坚持适当运动锻炼等。例如有些患者一边口服降压药，一边吃的饭菜很咸（俗称"口味重"），甚至每天食盐的用量达到15克，而且熬夜，吸烟、饮酒也不控制，这样做血压控制效果当然不好。

（2）是否按照医生的要求坚持每天按时服用了降压药，是否随意增减了降压药物的剂量，或者是否经常忘记服药。特别是年龄大的高血压患者，常会忘记服药或将药的用量弄错，尤其是几种药物同时服用时。

（3）是否按照血压的波动规律安排服用降压药的时间，服药的间隔时间是否合理等。

当然，医生对降压药物的选择不够合理，或者患者同时存在肾脏损害，以及药物的质量有问题等，也可直接影响到高血压病的治疗效果。这些原因更是需要在看病的时候由医生来解决。

34 哪些因素影响高血压患者的预后？

咨询：我今年46岁，前些天查出患有高血压，我知道高血压是一种难以根治的慢性病，高血压的预后与许多因素有关，但具体有哪些因素，我并不清楚，麻烦您给我介绍一下：哪些因素影响高血压患者的预后？

解答：影响高血压患者预后的因素有很多。首先，诸如血压持续升高，伴有血脂异常，有肥胖及高血糖，年龄偏大，以静息为主的生活方式而缺少活动，有吸烟、饮酒等不良的生活习惯，以及有早发的心脑血管疾病家族史，都是决定高血压患者预后的因素，这些危险因素越多，预后就越差。

其次，高血压所致的心、脑、肾、眼底等并发症也影响高血压患者的预后。心电图、超声心动图或胸片提示有左心室肥厚，超声证实在颈动脉有粥样硬化斑块，尿中出现蛋白和（或）血中肌酐浓度升高，眼底检查发现视网膜动脉狭窄，都说明高血压患者在不同程度上出现了心、血管、肾、眼底等器官的损害，而并发症一旦出现，都将不可逆地加重高血压的病情，影响预后。

再者，伴随的其他疾病也将影响高血压患者的预后。如脑卒中、冠心病、心肌梗死、糖尿病、肾病、主动脉夹层、各种动脉狭窄缺血性疾病，都可以同时影响高血压患者的预后。因此，对高血压患者应综合评价，消除影响高血压患者预后的诸多不利因素，采取综合措施进行积极治疗和调养，十分重要。

35 预防高血压的具体措施有哪些？

咨询： 我父亲今年67岁，1月前因高血压并发脑出血去世了，我母亲患高血压已多年，现在已经出现高血压肾损害和冠心病，我今年44岁，很担心自己也会患上高血压病，准备采取一些预防措施，请问：**预防高血压的具体措施有哪些？**

解答： 您的想法是完全正确的，高血压重在预防。高血压的预防策略，不仅是针对高危人群（如有明显高血压家族史者，在儿童少年时期血压偏高及肥胖者），更应该针对整个社会人群进行早期预防，对社会全体人群进行卫生保健知识宣传教育。如果从少年儿童时期就培养有益健康的饮食习惯、运动习惯和生活习惯，注意控制体重，及早控制高血压发病的各种危险因素，就可以逐步实现高血压患者群预防的目标，不仅降低高血压的发病率，并且使更多人的血压保持在正常或理想的水平。对于已经发生高血压者，正确对待、积极治疗，是预防脑卒中、冠心病、肾功能衰竭等并发症的根本措施，也是高血压预防工作的一个重要方面。要预防高血压，应采取以下措施。

（1）合理安排生活。合理安排日常生活和工作，注意劳逸结合，改善睡眠，避免精神紧张和情绪激动，适当参加体育锻炼，是预防高血压的重要手段，也是治疗高血压的有效方法。劳逸失调、精神紧张是促发高血压的危险因素，高血压患者脑部血管都有不同程度的病理改变，劳累、睡眠不佳、情志抑郁、激动恼怒等，不仅容易引发高血压，也都不利于高血压患者的治疗和康复。应激伴随着每个人的日常生活，对人体健康状况产生着重要影响，在中老年人群中，紧张、焦虑、恐惧、抑郁等心理不稳定因素有引发高血压的危险。减少焦虑、保持乐观本身就可使血压降低。所以，应注意合理安排日常生活和工作，注意劳逸结合，保持乐观的情绪，避免不良刺激。

"生命在于运动"，太极拳、广播体操等能够发挥人体潜在的功能，调整阴阳，疏通血脉，扶正祛邪，静心宁志，益智强身，祛病延年。坚持适量规律的运动，可避免肥胖，祛除疲劳，增加胃肠蠕动，增进心脏和全身健康水平，对预防高血压有肯定的作用。因此，在日常生活中还应注意加强运动锻炼。当然，运动要持之以恒，方能取得成效。

（2）注意饮食调节：由于高血压与食盐和脂肪摄入量较多有关，所以，注意饮食调节，以低盐、低脂肪及低胆固醇饮食为主，适当多吃蔬菜、水果及豆制品，可预防高血压的发生。盐是目前最受重视的高血压病因之一，不少调查认为，摄盐量与血压水平及高血压患病率呈正相关，摄入高盐量的地区，高血压的发病率高；相反，在低盐摄入区，高血压少见，甚至可无高血压病，低盐饮食可使血压维持在较低水平，几乎不随年龄增长而升高，因此，控制食盐的摄入量，对预防高血压是非常必要的。钾与高血压之间呈明显的负相关，我国人民的膳食普遍低钾，钠／钾比值高，在限盐的同时要增加膳食中的钾，降低钠／钾比值是预防高血压的重要措施，增加水果、蔬菜或果汁饮料的食入量，就可使钾摄入增多。科学研究表明，低盐、低脂肪饮食，多食蔬菜、水果和豆制品，是预防高血压的有效方法，可减少高血压病的发生，也有利于控制血压。

烟、酒对于人体是一种不良刺激，可引起人体自身调节功能失常，出现血压波动，引发高血压。少量饮酒对高血压发病没有明显影响，但长期大量饮酒可促使血压上升，加速高血压、冠心病的发生和发展。所以戒除烟酒也是预防高血压的重要措施。

（3）重视科学减肥：肥胖已被证明是血压升高的重要因素，控制及减轻体重，科学减肥，也是预防高血压的有效措施。

肥胖不是单纯的营养问题，除遗传因素外，还取决于机体摄入热能和消耗能量的平衡。因此，防止肥胖至少要从防止摄入过多的热能和加强运动两方面入手，单纯使用减肥药是不恰当的。

（4）做到既病防变。未病先防是最理想的积极措施，但如果疾病已经发生，则应争取早期诊断、早期治疗，以防止疾病的发展与传变，做到既病防变，积极治疗高血压以预防其并发症的发生，也是高血压预防工作的一个重要方面。一定要正确对待、积极治疗高血压，克服消极思想和急躁情绪，充分发挥患者的主观能动性，向疾病展开顽强的斗争。对于已经确诊的高血压患者，应该认识到高血压的治疗将是长期的，甚至是终身的，必须坚持长期治疗。对高血压的治疗，要达到降低血压、消除症状、长期巩固、预防并发症、恢复劳动力的目的。为此，高血压患者应该认真坚持长时期、有规律的治疗，按时按量服用降压药物，使血压呈阶梯式缓慢下降，切忌下降过快、过猛。以后长期巩固，保持平稳，减少波动。可通过西药治疗、中药治疗、非药物疗法等手段，充分发挥药物治疗的效能，最大限度地调动机体自我调控能力，以达到降低和稳定血压，预防并发症发生的目的。

36 什么是高血压的三级预防？

咨询：我今年49岁，1个月前确诊患有高血压。自从患病后我特别关注有关高血压防治方面的知识，天天看医学科普文章，前天从报纸上看到有高血压三级预防的说法，但具体内容是什么并没有细说，麻烦您给我讲一讲，**什么是高血压的三级预防？**

解答： 所谓高血压的三级预防，是指预防高血压的三个层次，其中二、三级预防是对已患病者防止疾病复发、加重、并发症产生和死亡，相当于《黄帝内经》中的"中医治已病"，而我们更应该做到的是"上医治未病"，也就是一级预防。

所谓高血压的一级预防，就是发病前期的预防，即对已有高血压病危险因素存在，但尚未发生高血压的个体或人群的预防，这是最积极的预防。当疾病尚未发生，或处于亚临床阶段时即采取预防措施，控制或减少疾病的危险因素，以减少个体发病概率和群体发病率，这才是从根本上扼制高血压对人类健康危害的一项战略措施。一级预防有两种互为补充的策略，"高危人群策略"和"全人群策略"。前者是根据高血压病家族史、青少年时期血压升高史和肥胖，寻找将来可能发生高血压的高危人群及早预防，以防止高血压的发病，或减少得病的机会；后者是干预全社会人群，促使人们从青少年时期就采取健康的生活方式和行为，以降低发病率，相比之下更具潜力和深远意义，这是主要的预防方针。

所谓高血压的二级预防，即是高血压临床前期预防，是指对已发生高血压的患者采取措施，防止高血压的进一步发展及早期并发症的发生。高血压二级预防的主要措施有以下方面：①要坚持高血压的一级预防措施，即对已有高血压危险因素存在，但尚未发生高血压的个体或人群进行必要的预防；②对已发生高血压者进行系统正规地抗高血压治疗，即选用较好的降压药物及较好的服药时间；③选择比较好的监测血压方法，即在血压高峰时测血压，以使血压真实地降至正常。上述措施只要坚持长期做到，就会收到预期效果。实施高血压的二级预防，首先要早期发现，对那些超重和紧张作业人群应做高危人群和高危环境加以注意。其次要做到早期诊断，以便对高血压患者进行分级管理。另外要早期治疗，使高血压患者坚持服药并提高复查率，随时对患者的血压变化做出正确处理。

　　所谓高血压病的三级预防，是指对高血压患者当出现严重并发症如急性心衰、脑卒中等时，及时合理地进行处理，控制病情发展，抢救患者的生命，降低其死亡率，以及在这些并发症病情稳定后进行有效的康复治疗。高血压的三级预防是降低高血压患者死亡率和致残率，提高其生存质量的重要保障。要做好高血压的三级预防，应注意以下几个方面：①医生与患者密切配合，当高血压患者出现诸如头痛、头晕、口唇及肢体麻木、行走不便、口齿不清、视力模糊等症状时，应及时找医生进行检查诊治，这样才能对高血压患者的严重并发症及早发现，进行早期的合理处理，这对于控制病情发展、抢救患者生命是十分重要的，也是三级预防的关键所在。特别是在天气变化、患者情绪波动或过度劳累时，更应注意病情的变化；②对已出现诸如脑卒中、肾功能衰竭、急性心肌梗死等严重并发症的高血压患者，应尽早明确诊断，采取针对性的治疗措施，积极进行救治，尽快稳定病情，降低其死亡率，此乃三级预防的重要一环；③对于出现严重并发症的高血压患者，在经积极抢救治疗病情稳定后，应采取综合性措施进行全面的康复治疗，这对改善高血压并发症患者的预后、提高患者的生活质量，具有十分重要的意义。

37 怎样预防高血压并发脑卒中？

咨询： 我们单位的老刘，是高血压"老病号"，半年前因饮酒后突发脑出血去世了；我们科室的老张患有高血压，前几天因脑梗死住院了；我也患有高血压，知道高血压患者若不注意，很容易并发脑卒中，但是不清楚怎样预防，请您告诉我：**怎样预防高血压并发脑卒中？**

解答： 脑卒中又称中风、脑血管意外，是高血压患者的一种严重并发症，其发病急骤，来势凶猛。高血压患者一旦发生脑卒中，其语言、行动能力受到影响，严重者生活不能自理，甚至变成"植物人"，同时脑卒中也是高血压患者死亡的直接因素之一。当然高血压患者也不必过于紧张，根据脑卒中发生的规律，从以下几个方面积极进行预防，就能预防或减少高血压并发脑卒中。

（1）控制高血压。已有的研究资料表明，血压明显波动会增加脑血管破裂的概率；血压控制满意的患者，脑出血的危险性明显下降。因此，高血压患者若不按时服药、随意更改用药剂量或药物种类，必然会引起血压大起大落的升降，是十分有害的，极易引起脑卒中。

（2）消除一切危险诱因：情绪激动、过度疲劳、用力过猛、大量饮酒等情况可以使血压突然升高或显著波动，易导致脑出血，故应特别避免这类情况发生。

（3）重视脑卒中的先兆征象：脑卒中前常见一些与平时不同的表现，如头晕、剧烈头痛、口唇及肢体麻木、行走不便、口齿不清、视力模糊等，此乃脑卒中的先兆征象。脑卒中先兆的出现预示着脑卒中发生的极大危险性，如若此时及时进行正确的治疗，常可取得较好预后。但有些患者会忽略这些症状，这样极易延误治疗，促使脑卒中发生。所以，一发现与平时表现不同的感觉，出现脑卒中先兆，要及时到医院就诊。

（4）采取有效的预防措施：对脑卒中高危患者采取有效的预防措施，密切监测相关指标的变化，及时进行相应的处理，是预防脑卒中发生的可靠手段。年龄在 40 岁以上的高血压患者，如合并有动脉硬化、心脏扩大、心律失常、糖尿病、高脂血症，已经有过脑卒中史或有高血压家族史的患者，均是脑卒中的高危人群。经常测量血压，进行心电图、脑血流图、血脂、血糖、血小板聚集和血液流变学检查，了解危险因素的变化，可以在一定程度上预测脑卒中发生的危险性。

38 高血压认识上常见的误区有哪些？

咨询：我是高血压患者，我知道高血压是一种严重危害人们健康和生活质量的常见病、多发病，也清楚防治高血压的重要性。听说人们对高血压的认识有一些是不恰当的，甚至可以说是误区，麻烦您给我介绍一下，高血压认识上常见的误区有哪些？

解答： 正像您说的那样，在高血压的防治过程中，确实有不少人对高血压有一些误解，在认识上存在着误区，而影响了正确的预防、治疗和调养。下面是常见的几种误区，生活中应注意纠正。

（1）血压高就是高血压病。有人认为只要血压高就是高血压病，其实这是不正确的。偶然由于情绪激动或其他不良刺激使血压升高，不一定就是高血压病，一般需非同日测量三次血压，都高于正常时，才能考虑是否患了高血压病。

（2）凭自我感觉判断病的轻重。有人认为自觉症状重病情就重，自我感觉良好病情就轻，其实这也是不正确的。自觉症状与病情轻重并不一定平行，有的高血压患者自觉症状特别明显，但从血压及其他辅助检查诸方面来看，其病情并不重；也有一部分患者，并无明显不适之感觉，但其血压很高，并已出现了明显的心、脑、肾损害，这些患者其实病情很重。高血压患者的病情轻重不能仅凭自我感觉来判断，必须以医生的检查诊断为准，凭自我感觉去判断病情是不全面的。

（3）血压降得越快越好。血压高给高血压患者带来各种不适之感觉，长期血压升高会引起心、脑、肾等重要脏器的损害，因此长期合理地使用降压药物是十分必要的。但操之过急，血压降得过快过低，也会带来不良反应，使患者感到头晕、乏力，甚至可诱发缺血性心脑血管病等。高血压患者的血压应逐步下降，而不能下降得过快过低。

（4）高血压患者必须绝对严格限制饮食。高血压患者应限制饮食，但过分严格的饮食限制是不适当的。高血压患者的合理饮食是将高脂饮食适当减少，多吃蔬菜、水果及其他低热量食物，食盐的摄入量要减少。

（5）保护血管就能降压。有一部分高血压患者认为服用维生素C、维生素E、鱼油等保健药不仅能保护血管，还可达到降压的目的，所以长期服用上述药物，而降压药很少服用，其实这种观点是十分有害的。保健药与降压药是两个截然不同的概念，只有合理降压，才能有效地保护血管。

（6）睡前服降压药好。有的高血压患者图省事，在晚上睡觉前服降压药，其实这是存在问题的。人体血压在生理状态下呈现较为明显的昼夜节律，临床上常根据夜间血压下降的比值来定义"杓型""非杓型""反杓型"及"超杓型"，降压药的服药时间也应参考类型而定，以便更好地控制血压峰值。

（7）单用非药物疗法就能有效治疗高血压。有一部分人认为单独应用针灸、推拿、按摩等非药物疗法就可以像药物一样有效地治疗高血压，而且比药物治疗方法更安全，不必服用药物，这种观点是十分错误的。这些疗法对血压稍高、症状较轻的高血压患者来说是较为适宜的，应用之确可达到降低血压、缓解症状的目的，但对血压明显高于正常、症状较重的高血压患者，尤其是伴有心、脑、肾等脏器损伤的高血压患者，单用上述非药物疗法是十分危险的，正确的方法是以药物治疗为主，非药物疗法只是有益的补充。

第二章
中医治疗高血压

　　提起中医，大家会想到阴阳、五行、舌苔、脉象等，认为中医知识深奥难懂，对疾病的认识与西医不同。本章采取通俗易懂的语言，讲解了中医是怎样认识高血压的、高血压的中医分型，以及中医治疗高血压常用的方药、方法等，以便让大家了解一些中医防治高血压的知识，合理选择中医治疗高血压的药物和方法。

01 中医是如何认识高血压的？

咨询： 我今年44岁，平时并没有什么不舒服，但半月前体检时发现血压高于正常，之后确诊为高血压。我知道高血压是西医的病名，中医和西医有不同的理论体系，中医学的"眩晕"和"头痛"与高血压病相似，请问：中医是如何认识高血压的？

解答： 中医和西医确实有着不同的理论体系，中医学的理论深奥，希望以下介绍能对您了解中医对高血压的认识有所帮助。

高血压是人们对高血压病的习惯叫法，一般多指原发性高血压，是一种以体循环动脉血压升高为主要表现，发病原因至今尚不完全清楚的一种常见病、多发病，严重影响人民健康和生活质量。高血压是现代医学的病名，中医典籍中虽没有这个病名，但对于类似于本病的症状描述和防治方法却早有记载。根据高血压的临床表现和病程演变，高血压可归属于中医学眩晕、头痛、肝风、肝阳等病证的范畴，并与心悸、水肿、中风等病证有一定的内在联系，其中以眩晕论者最多。

中医学认为，高血压的发生，主要是由于禀赋不足、精神紧张、饮食不节、内伤虚损等原因，致使人体阴阳平衡失调，尤其是肝肾阴阳失调，肾阴不足，水不涵木，肝阳上亢而成。其标在于肝火亢盛，其本与肾、脾诸脏有关。根据高血压发病机制和临床表现的不同，中医通常将其分为肝阳上亢型、肝肾阴虚型、阴虚阳亢型、阴阳两虚型、痰浊内蕴型、瘀血阻络型、无症状型7种证型进行辨证治疗。由于高血压病机复杂，病情多变，因此在一个证型中又会出现许多变化，也可以把这些变化看成是多个亚型，或有兼证、并见证等，临床用药也需作相应的调整。

对于高血压的治疗，只有坚持中医辨证论治的特色，结合现代研究成果，做到辨证与辨病相结合，处理好血压升高与头晕头痛以及其他全身症状的关系，把降低稳定血压、消除症状、长期巩固、预防并发症、恢复劳动力作为治疗高血压的目的，理清思路，找准方法，正确用药，才能收到较好的临床疗效。

02 治疗高血压常用的单味中药有哪些？

咨询：我今年47岁，前些天确诊患有高血压，问了几位患者，都说中药稳定血压和改善头晕、头痛、失眠等症状的效果不错。我想用中药调理一下，请您给我介绍一下，治疗高血压常用的单味中药有哪些？

解答：中药的种类繁多，本草书籍所载的达数千种，临床常用的单味中药也有数百种之多，不过并不是所有中药都适宜于治疗高血压，下面介绍几种治疗高血压常用的单味中药，供您参考。

（1）葛根：葛根为豆科植物野葛的干燥根。其味甘、辛，性凉，具有发表解肌、透发麻疹、解热生津、升阳止泻等功效。葛根长于散阳明肌肉之邪，鼓胃气上行生津，适用于外感发热头痛、恶寒无汗、项强，热病口渴，麻疹透发不畅，脾虚泄泻，湿热泻痢，以及消渴、高血压病、颈项强痛等病证。葛根煎剂、浸剂和总黄酮都有一定的降压效果，可用于各种类型的高血压，对中医辨证属肝肾阴虚型、阴阳两虚型、痰浊内蕴型、脾虚肝旺型者效果较好。葛根的用法一般为每次10~15克，水煎服。

（2）菊花：菊花为菊科植物菊的头状花絮。其味辛、甘、苦，性微寒，具有疏散风热、平肝明目、清热解毒之功效。常用于风热感冒、发热头痛，肝阳亢盛、肝经风热之眩晕惊风、目赤昏花，疔疮肿毒，肝肾不足的目昏流泪等。《神农本草经》谓菊花"主诸风头眩、肿痛"，作为疏风清热、平肝明目的良药，菊花适用于肝火亢盛型、阴虚阳亢型及肝肾阴虚型高血压，能降低血压，有效缓解头晕头痛、心烦失眠等症状。菊花有黄菊花（杭菊花）、白菊花（滁菊花）之分，疏散风热多用黄菊花，平肝明目多用白菊花。菊花的用法一般为每次10~15克，水煎服。

（3）天麻：天麻为兰科植物天麻的块茎。其味甘，性平，具有息风止痉、平抑肝阳、祛风通络之功效。适用于肝风内动之惊痫抽搐，肝阳上亢、风痰上扰之头晕头痛，以及肢体麻木痉挛、风湿痹痛、半身不遂等。作为平肝息风定眩之要药，天麻适用于肝火亢盛型、阴虚阳亢型、肝肾阴虚型以及痰浊内蕴型、脾虚肝旺型高血压，能有效缓解高血压患者头晕头痛、耳鸣失眠、肢体麻木等症状。天麻的用法一般为每次3~10克，水煎服。

（4）地龙：地龙为钜蚓科动物参环毛蚓、通俗环毛蚓、威廉环毛蚓或栉盲环毛蚓的全虫体。其味咸、性寒，具有清热息风、通络、平喘、利尿之功效。适用于高热惊厥、癫狂，气虚血滞之半身不遂、痹证，热结膀胱的小便不利，以及肺热哮喘等，近年来用于治疗高血压、腮腺炎、丹毒等，均取得了一定的疗效。根据地龙清热息风、通络之功效，也适用于治疗高血压，对于中医辨证属肝火亢盛型、阴虚阳亢型、肝肾阴虚型及瘀血阻络型者尤为适宜。地龙的用法一般为每次5~15克，水煎服。

（5）钩藤：钩藤为茜草科植物钩藤及华钩藤的带钩茎枝。其味甘、性微寒，具有息风止痉、清热平肝之功效。适用于肝火上攻、肝阳上亢之头晕目眩、头胀头痛等证，也用于肝风内动、惊痫抽搐等。钩藤具有温和的降压作用，可用于治疗高血压。根据中医辨证，钩藤对肝火亢盛型、阴虚阳亢型及肝肾阴虚型高血压的疗效尤佳。钩藤的用法一般为每次10~15克，水煎服，由于其有效成分钩藤碱加热后易破坏，故不宜久煎，一般不超过20分钟。

（6）黄精：黄精为百合科植物黄精、滇黄精或多花黄精的根茎。其味甘、性平，具有滋肾润肺、补脾益气之功效。适用于肾虚精亏的头晕、腰膝酸软、须发早白、消渴，阴虚肺燥的干咳少痰、肺肾阴虚的劳嗽喘咳，以及脾胃气虚所致的倦怠乏力、食欲不振等。根据黄精滋阴益肾、补脾益气之特点，也常用于治疗高血压，对肝肾阴虚型、脾虚肝旺型、阴虚阳亢型以及气血亏虚型患者均适用，能减轻头晕耳鸣、心烦失眠等症状。黄精的用法一般为每次10~30克，水煎服。

（7）白芍：白芍为毛茛科植物芍药的根。其味甘、苦、酸，性微寒，具有平抑肝阳、养血敛阴、缓急止痛、调经之功效，是临床最常用的中药之一。适用于肝阴不足、肝阳上亢所致的头胀头痛、眩晕耳鸣、烦躁易怒，血虚所致的月经不调、痛经、崩漏、自汗盗汗，肝气郁滞、肝胃不和引起的胸胁脘腹疼痛，以及血不养筋所致的颈肩酸痛、手足肌肉痉挛疼痛等。作为敛阴养血、平肝止痛的天然良药，白芍适用于肝火亢盛型、阴虚阳亢型以及肝肾阴虚型、气血不足型高血压，用之能缓解头晕头痛、心烦失眠等症状。白芍的用法一般为每次10~15克，水煎服，大剂量可用至30克。在应用白芍时，切记其反藜芦。

（8）夏枯草：夏枯草为唇形科植物夏枯草的果穗。其味辛、苦，性寒，具有清肝火、散郁结之功效。常用于肝火上炎、肝阴不足的目赤肿痛、头痛眩晕，以及肝郁化火、痰火凝聚的瘰疬瘿瘤等证。根据夏枯草清泄肝火的作用，近年来用于治疗高血压，其降压作用肯定，对中医辨证属肝火亢盛型、阴虚阳亢型、肝肾阴虚型者疗效较好。夏枯草的用法一般为每次10~15克，水煎服。应当注意的是脾胃虚寒者慎用。

（9）罗布麻叶：罗布麻叶为夹竹桃科植物罗布麻的叶。其味甘、苦，性凉，具有平抑肝阳、清热利尿之功效。适用于肝阳上亢及肝火上攻之头晕目眩，以及热滞湿阻之水肿、小便不利等证。罗布麻叶可用于治疗各种类型的高血压，根据其平抑肝阳的作用，尤适合肝火亢盛型、阴虚阳亢型高血压患者使用。罗布麻叶的用法一般为每次3~15克，水煎服，但应注意不宜过量或长期服用。

（10）决明子：决明子为豆科植物钝叶决明或决明（小决明）的成熟种子。其味甘、苦、咸，性微寒，具有清肝明目，润肠通便之功效，多用于目赤涩痛、羞明多泪、头痛眩晕、目暗不明、大便秘结等，用于治疗高血压效果显著，尤适宜于中医辨证属肝火亢盛型、阴虚阳亢型及肝肾阴虚型的患者。决明子的用法一般为每次10~15克，水煎服。应当注意的是用于通便不宜久煎，气虚便溏者不宜用。

03 治疗高血压常用的经典方剂有哪些？

咨询： 我患高血压已多年，一直服西药降压药治疗，因近段时间头晕头痛、肢体麻木症状明显，于3周前加服了中药汤剂，用的是治疗高血压的常用方剂天麻钩藤饮加减。我听说治疗高血压的方剂有很多，我想知道<u>治疗高血压常用的经典方剂有哪些</u>？

解答： 治疗高血压的方剂确实有很多，这当中最常用的当数建瓴汤、二仙汤、镇肝息风汤、羚角钩藤汤、龙胆泻肝汤、杞菊地黄丸、天麻钩藤饮和半夏白术天麻汤。下面将其组成、用法、功效、主治、方解介绍如下。

（1）建瓴汤（《医学衷中参西录》）

组成：生怀山药、怀牛膝各30克，生代赭石24克，生龙骨、生牡蛎、怀生地各18克，生白芍、柏子仁各12克。

用法：每日1剂，水煎取汁，分2次服。

功效：清肝热，镇亢阳，息肝风。

主治：肝阳上亢风动引起的头晕目眩，耳鸣耳胀，心悸健忘，烦躁不宁，失眠多梦，精神恍惚，脉弦而长。

方解：本方以牛膝清肝火引热下行，生代赭石、生龙骨、生牡蛎平潜肝经之亢阳，山药、生地、白芍滋阴柔肝，柏子仁宁神定志。诸药相合，具有平潜肝阳，清降实火，柔肝息风之效。

（2）二仙汤（《中医方剂手册》）

组成：仙茅、仙灵脾各15克，当归、巴戟天、黄柏、知母各9克。

用法：每日1剂，水煎取汁，分2次服。

功效：温肾阳，补肾精，泻肾火，调理冲任。

主治：妇女围绝经期综合征、高血压、闭经以及其他慢性疾病出现肾阴、肾阳不足而虚火上炎者。其主要症状为头晕目眩，胸闷心烦，少寐多梦，烘热汗出，焦虑抑郁，腰酸膝软等。

方解：方中仙茅、仙灵脾补肾助阳，巴戟天、当归益肾气、养肝血以调理冲任，知母、黄柏滋阴清泻虚火。上药合用，共成补肝肾、泻虚火、调冲任之功效。

（3）镇肝息风汤（《医学衷中参西录》）

组成：怀牛膝、生代赭石各30克，生龙骨、生牡蛎、生龟甲、生白芍、玄参、天冬各15克，川楝子、生麦芽、茵陈各6克，甘草4.5克。

用法：每日1剂，水煎取汁，分2次服。

功效：滋阴潜阳，镇肝息风。

主治：肝阳上亢、肝风内动所致的头目眩晕、目胀耳鸣，或脑部热痛、心中烦热、面色如醉、时常噫气，或肢体渐觉不利、口眼㖞斜，甚或眩晕颠仆、昏不知人、移时始醒，或醒后不能复原、脉弦长有力者。

方解：方中重用牛膝引血下行，折其阳亢，并能滋养肝肾，代赭石降气镇逆，并能平肝潜阳，为主药；龙骨、牡蛎潜阳降逆，龟甲、玄参、天冬、白芍滋养阴液，柔肝息风，共同协助主药以制亢阳，均为辅药；配以茵陈、川楝子、麦芽，协助主药以清泄肝阳之有余，条达肝气之郁滞，以有利于肝阳之平降，甘草调和诸药，麦芽、甘草相配，并能和胃调中，以减少金石药物碍胃之弊，均为佐使药。诸药合用，成为镇肝息风之剂。

（4）羚角钩藤汤（《通俗伤寒论》）

组成：羚羊角片4.5克，霜桑叶6克，川贝母12克，淡竹茹（与羚羊角先煎代水）、鲜生地各15克，钩藤、菊花、茯神、生白芍各9克，生甘草2.4克。

用法：每日1剂，水煎取汁，分2次服。

功效：凉肝息风，增液舒筋。

主治：肝阳上亢之头晕头痛、肢麻震颤，肝经热盛、热极动风所致的高热不退，烦闷躁扰，手足抽搐，发为痉厥，甚则神昏，舌质绛而干，或舌焦起刺，脉弦而数。

方解：方中羚羊角、钩藤凉肝息风，清热解痉，共为主药；辅以桑叶、菊花以增强清热息风之效；用白芍、生地养阴增液以柔肝舒筋，与羚羊角、钩藤等凉肝息风药同用，有标本兼顾之意，再配川贝母、竹茹清热化痰，茯神平肝宁心安神，共为佐药；使以甘草调和诸药，与白芍相配又能酸甘化阴，舒筋缓急。上药合用，共成凉肝息风、增液舒筋之剂。

（5）龙胆泻肝汤（《医方集解》）

组成：生地、木通、车前子、栀子、黄芩各9克，当归3克，泽泻12克，龙胆草、柴胡、生甘草各6克。

用法：每日1剂，水煎取汁，分2次服。

功效：泻肝胆实火，清三焦湿热。

主治：肝胆实火上炎之头痛、眩晕、目赤肿痛、耳聋耳肿、胁痛口苦，肝经湿热下注之小便淋涩作痛、阴肿阴痒、妇女带下，以及湿热黄疸等。

方解：方中龙胆草既能泻肝胆实火，又能除下焦湿热，是主药；黄芩、栀子助主药泻肝胆实火；泽泻、木通、车前子助主药清利湿热；配生地、当归滋养阴血，甘草和中解毒，又能防止龙胆草、黄芩等苦寒伤胃；佐柴胡疏达肝气。本方乃苦寒直折，泻肝火而清利下焦湿热之剂。

（6）杞菊地黄丸（《医级》）

组成：熟地黄24克，山茱萸、山药各12克，泽泻、牡丹皮、茯苓各9克，枸杞子、菊花各6克。

用法：研细末，炼蜜为丸，每次6~9克，每日2~3次，温开水或淡盐汤送服。也可用饮片作汤剂，水煎服，每日1剂。

功效：滋肾养肝，益精明目。

主治：肝肾阴虚所致之头晕目眩，视物不清，眼涩疼痛等证。

方解：本方由六味地黄丸加枸杞子、菊花而成。方中熟地、枸杞子滋补肾阴，益精髓；山茱萸滋肾益肝，山药滋肾补脾，泽泻泻肾火且降浊，丹皮泻肝火，茯苓健脾渗湿，菊花清肝明目。合而用之，具有滋肾养肝、益精明目之功效。

（7）天麻钩藤饮（《杂病证治新义》）

组成：天麻、栀子、黄芩、杜仲、益母草、桑寄生、夜交藤、朱茯神各9克，川牛膝、钩藤各12克，石决明18克。

用法：每日1剂，水煎取汁，分2次服。

功效：平肝息风，清热安神。

主治：肝阳上亢、肝风内动所致的头痛，眩晕，耳鸣眼花，心烦失眠，肢体震颤，甚或半身不遂，舌质红，脉弦数等。

方解：方中天麻、钩藤、石决明平肝息风；栀子、黄芩清热泻火，制肝热之偏亢；益母草活血利水，川牛膝引血下行，配合杜仲、桑寄生能补益肝肾；夜交藤、茯苓安神定志。诸药相合，益肝肾，平肝风，清内热，为治疗肝肾阴虚、肝阳偏亢之良方。

（8）半夏白术天麻汤（《医学心悟》）

组成：半夏9克，天麻、茯苓、陈皮各6克，白术15克，甘草4克，生姜1片，大枣2枚。

用法：每日1剂，水煎取汁，分2次服。

功效：健脾祛湿，化痰息风。

主治：风痰上扰所致的眩晕、头痛，头部昏蒙，胸闷呕恶，痰多，舌苔白腻，脉弦滑。

方解：方中半夏燥湿化痰，天麻息风止眩晕，二者合用，为治风痰眩晕的要药，共为主药；白术、茯苓健脾祛湿，以治生痰之源，共为辅药；陈皮理气化痰，甘草、生姜、大枣调和脾胃，均为佐使药。诸药相合，共奏化痰息风、健脾祛湿之功。

04 中医通常将高血压分为几种证型？

咨询：我是高血压"老病号"，近两年一直服用硝苯地平控释片治疗，虽然血压控制得还不错，但仍然整天头晕头沉、心烦失眠。听说中医辨证分型治疗高血压可较好改善自觉症状，我想了解一些这方面的知识，请问：<u>中医通常将高血压分为几种证型？</u>

解答： 中医的特色是整体观念和辨证论治，中医治疗高血压是根据不同患者的不同病情，也就是不同的分型来辨证治疗的，在改善自觉症状方面的确很有效。

根据高血压发病机制和临床表现的不同，中医通常将其分为肝阳上亢型、肝肾阴虚型、阴虚阳亢型、阴阳两虚型、痰浊内蕴型、瘀血阻络型、无症状型 7 种证型，下面是其临床表现。

（1）肝阳上亢型：一般见于 I 期高血压。主要表现为血压高于正常，头目胀痛，眩晕耳鸣，心烦易怒，面部潮红，口苦口干，失眠多梦，便秘尿赤，舌质红，苔薄黄，脉弦数。

（2）肝肾阴虚型：多见于 II 期高血压。在 I 期及 III 期中也可见到，主要表现为血压高于正常，头晕目眩，头空头痛，目涩、视物不清，健忘失眠，耳鸣如蝉，腰膝酸软，咽干口燥，手足心热，遗精盗汗，肢体麻木，舌质干红，苔薄少，脉弦细或细数。

（3）阴虚阳亢型：常见于 II 期高血压。主要表现为血压高于正常，头痛头晕，目眩耳鸣，劳则加重，失眠多梦、健忘，腰膝酸软，五心烦热，面红口干，心悸易怒，舌质红，苔薄少或薄黄，脉弦细或弦细数。

（4）阴阳两虚型：多见于 III 期高血压。主要表现为血压明显高于正常，病程相对较长，精神萎靡，头晕目眩，心悸怔忡，动则气急，畏寒肢冷，腰酸腿软，面浮肢肿，夜间尿多，阳痿早泄，失眠多梦，舌质淡，苔薄白，脉弦细无力。

（5）痰浊内蕴型：在 I 期、II 期和 III 期高血压中均可见到。患者体形多肥胖，主要表现为血压高于正常，眩晕、头痛或头重如蒙，胸闷脘痞，体倦多寐，纳呆恶心，时吐痰涎，舌质淡，苔白腻，脉弦滑。

（6）瘀血阻络型：多见于Ⅲ期高血压，在Ⅰ期、Ⅱ期也可见到。主要表现为血压高于正常，头晕，头痛如针刺，心悸健忘，精神不振，胸闷或痛，四肢麻木，面或唇色紫暗，舌质紫暗或有瘀斑，苔薄少，脉弦涩或有结代。

（7）无症状型：多见于Ⅰ期高血压。患者自述无明显不适之感觉，仅测血压高于正常，舌质红或淡红，苔薄少或薄白，脉弦细或弦滑。

05 中医辨证治疗高血压的思维模式是怎样的？

咨询：我是个基层医生，喜欢用中药调治慢性病，我父亲患有高血压，近段时间总感觉头痛头晕，我想用中药给他调理一下。请问：**中医辨证治疗高血压的思维模式是怎样的？**

解答：中医治疗疾病有一定的思维模式，就中医辨证治疗高血压来讲，在明确辨治思路的前提下，还要弄清思维模式，只有这样才能少走弯路，做到辨证准确，治疗方法合理，疗效才好，这也是高血压患者的愿望所在。下面通过典型病例，给您介绍一下中医辨证治疗高血压的思维模式，希望对您能有所帮助。

（1）辨证论治的思维模式：在辨证思维程序上，我们面对一个患者，首先要详细了解患者的病情，结合相关的检查进行鉴别诊断，以确立高血压的诊断。根据患者病程的长短、体质、症状及脉象等，通过四诊合参及八纲辨证，辨明是实证、虚证，还是虚实夹杂之证。通过进一步分析，结合脏腑辨证等，辨明实证、虚证及虚实夹杂之不同类型。对于实证，要分清是肝阳上亢型、痰浊内蕴型、瘀血阻络型，同时还需找出其"亚型"及兼证、并见证；对于虚证及虚实夹杂之证，要辨清是肝肾阴虚型、阴虚阳亢型、阴阳两虚型以及无症状等证型，并注意其兼证、并见证等。接着，根据辨证分型之结果，遵循治病必求于本，急则治其标、缓则治其本，调整阴阳、以平为期，以及正治反治、三因制宜等中医治疗疾病的基本原则，按证型的不同，确立相应的治法，进行选方、遣药等。

（2）示范病例：朱某，男，48 岁，教师。患者 3 年前无明显诱因开始出现头晕头痛、失眠，每遇劳累、情志不畅则加重，测血压波动在 140~170/90~100mmHg。近半个月来因学生高考，情绪紧张，头晕头痛、失眠又重，在单位卫生室服药治疗数日，症状不减。就诊时测血压 160/95mmHg，患者头晕耳鸣，头痛且胀，急躁易怒，面时潮红，胸胁胀满，少寐多梦，咽干口苦，大便干结，查舌质红，苔薄黄，脉弦数。

第一步：明确高血压的诊断，确立中医之病名。通过测量血压，请五官科会诊，拍颈椎 X 线片以及查脑血流图、血常规等，以与其他疾病相鉴别，排除其他疾病，明确高血压的诊断。依据患者的主要症状及中医理论，中医诊断为眩晕。

第二步：分清是实证、虚证，还是虚实夹杂之证。通过望、闻、问、切调查取材，结合八纲辨证，根据患者头痛且胀、急躁易怒、大便干结、舌质红、苔薄黄、脉弦数，一派实象，虽病程已 3 年，但无明显的虚象，仍可辨为实证。

第三步：明确为实证高血压后，应分辨出其证型。依据八纲辨证、脏腑辨证等中医辨证的方法，患者头痛且胀，急躁易怒，面时潮红，胸胁胀满，少寐多梦，大便干结，咽干口苦，舌质红，脉弦数，即有阳热之征，又有肝阳上扰之象，综合分析，此病乃阳热内盛、肝阳上亢所致，故可辨为肝阳上亢型高血压。

第四步：确立治法、方药及用法。辨证属肝阳上亢型，根据治病必求于本的原则，治当平肝潜阳，方选天麻钩藤饮加减。基本用药为：天麻 9g，钩藤 15g，石决明 20g，黄芩 12g，生白芍 18g，杜仲 15g，桑寄生 15g，菊花 15g，夜交藤 18g，怀牛膝 12g，代赭石 15g，益母草 15g，酸枣仁 15g，甘草 6g。用法为每日 1 剂，水煎取汁，分早晚 2 次温服。

在服药治疗的同时，还要注意保持心情舒畅，做到生活有规律，重视饮食调养，以配合治疗。

06 如何避免辨证治疗高血压出现失误？

咨询：我今年 42 岁，在基层从事中医临床工作，经常用中药调治慢性病。有几个高血压患者，想服用一段时间中药，我知道中医的特色是辨证论治，用药时想尽量考虑周全一些，以免出现失误，但还不是很得方法，请问：**如何避免辨证治疗高血压出现失误？**

解答： 辨证论治是中医的特色，中医诊治疾病，必须做到辨证准确，治则合理，用药得当，方能取得好的疗效。

就中医辨证治疗高血压来讲，其疗效欠佳的原因是多方面的，为了提高临床疗效，避免辨证治疗高血压出现失误，在诊治高血压患者时，应特别注意以下几个方面。

（1）辨病辨证结合考虑：中医和西医所研究的客体是一致的，但是所采用的方法不同，中医诊治疾病是运用辨证论治，特别强调人体是一个有机的整体，而西医则是辨病论治，注重疾病的局部病理改变。高血压是西医之病名，属中医学眩晕、头痛等的范围，中医的辨证论治与西医的辨病论治有着根本的不同，不能辨西医之病而用中医之药，用所谓大量"降压"中药去治疗高血压，否则，惑于西医诊断，中西汇通不准确，势必造成误诊误治。辨病辨证结合考虑，在明确西医诊断、中医诊断的前提下，仔细辨证，有助于避免误诊，提高临床疗效。

（2）仔细诊察四诊合参：疾病的临床表现是多种多样、错综复杂的，医生在诊断过程中，必须仔细诊察，通过望、闻、问、切全面收集临床资料，去伪存真，做到四诊合参，不可顾此失彼，遗漏症状体征。如若凭经验用药，或惑于脉象，或察舌不细，或脉症不参，势必造成误诊误治。在临证时对患者仔细诊察，注意四诊合参，认真分析，综合考虑，分清主次，抓住主要矛盾，有助于避免辨证失误。

（3）辨证求精注意鉴别：在辨别病证时，不仅要掌握辨证要领，防止辨病辨证失误，还要注意类证鉴别，做到审证入微，辨证求精。比如高血压眩晕从中医角度来看有肝火上炎、肝阳上亢、肝肾阴虚、痰浊上蒙以及瘀血阻窍等证型存在，又比如高血压头痛有痰浊、瘀血、肝阳等实证以及肾虚、气血虚等虚证存在，并且在同一证型中又可能有不同的亚型存在，如若一见高血压头痛就只考虑肝阳、痰浊、瘀血，而忽视其他证型存在，难免会出现辨证失误。只有审证入微，辨证求精，注意各证型之间的鉴别点，做好鉴别，才能避免辨证上的失误，提高临床疗效。

（4）恰当选择治疗法则：高血压的临床表现复杂多样，从中医辨证来看，有肝火上炎型、肝阳上亢型、痰浊上蒙型、瘀血阻络型等实证，也有气血亏虚、阴阳两虚、肝肾阴虚等虚证，在确立治疗原则时，要根据病证的发病机制而定，不能毫无目的的乱用。比如阴虚阳亢型高血压之眩晕应以滋阴平肝潜阳为治则，肝火上炎型高血压之头痛应以清肝泻火为治法。反之，治则与证型不符，甚至南辕北辙，必将出现误治。详审疾病的发病机制，根据病情选择与之相适应的治疗法则，才能避免出现治则的失误。

（5）重视日常调养护理：调养和护理在高血压的治疗康复中占有十分重要的地位，调养护理不当是高血压临床疗效欠佳以及引起并发症的主要原因之一。调养护理失当的原因是多方面的，在日常生活中时常可以看到，这其中既有患者和家属不注意的，也有医生没有交代到的。医生应向患者详细介绍调护知识，患者也应注意避免盲目进补，不要轻信偏方验方，合理选择日常饮食，重视生活起居调理，可避免或减少调养护理失误，保持高血压患者血压的稳定，最大限度地促进病体顺利康复。

07 如何根据高血压患者的病情选方用药?

咨询: 我今年63岁,是高血压"老病号",近段时间总感觉头晕目眩、视物不清、耳鸣如蝉、腰膝酸软,找中医咨询,说我这些症状属于肝肾阴虚,可用杞菊地黄汤加减调治。听说高血压的证型很多,选方用药各不一样,请问:如何根据高血压患者的病情选方用药?

解答: 辨证论治是中医的特色和优势,有什么样的症状和证型就要用什么药,也就是说药证要相符,医生说您是肝肾阴虚,这只是高血压诸多证型中其中的一个证型。中医通常将高血压分为肝阳上亢型、肝肾阴虚型、阴虚阳亢型、阴阳两虚型、痰浊内蕴型、瘀血阻络型、无症状型7种证型进行治疗,下面给您简要介绍一下其选方用药,供您参考。

(1)肝阳上亢型高血压:治疗应以平肝潜阳为原则,方选天麻钩藤饮加减。基本用药有石决明18克,生白芍、酸枣仁、钩藤、桑寄生、夜交藤、怀牛膝、代赭石各15克,杜仲、黄芩、菊花各12克,益母草、天麻各10克,甘草6克,并注意随症加减。其用法为每日1剂,水煎取汁,分早晚2次服。

(2)肝肾阴虚型高血压:治疗应以滋补肝肾为原则,方选杞菊地黄汤加减。基本用药有生龟甲、生牡蛎各18克,山药、茯苓、丹参、菊花、酸枣仁各15克,熟地、枸杞子、泽泻、丹皮、山萸肉、杜仲、天麻、建曲各12克，甘草6克，并注意随症加减。其用法为每日1剂，水煎取汁，分早晚2次服。

（3）阴虚阳亢型高血压：治疗应以滋阴潜阳为原则，方选杞菊地黄汤合大定风珠加减。基本用药有生白芍、生牡蛎、酸枣仁各18克，生龟甲、丹参、枸杞子、菊花各15克，熟地、生地、山萸肉、丹皮、阿胶（烊化）、泽泻、川芎、建曲、天麻各12克，半夏、甘草各6克，鸡子黄2枚，并注意随症加减。其用法为每日1剂，水煎取汁，分早晚2次服。

（4）阴阳两虚型高血压：治疗应以滋阴助阳为原则，方选右归丸加减。基本用药有白芍、山药各15克，熟地、生地、枸杞子、当归、麦冬、菟丝子、杜仲、鹿角胶各12克，山萸肉9克，肉桂、制附子、甘草各6克，并注意随症加减。其用法为每日1剂，水煎取汁，分早晚2次服。

（5）痰浊内蕴型高血压：治疗应以涤痰化浊，平肝降压为原则，方选半夏白术天麻汤加减。基本用药有代赭石、钩藤、茯苓各15克，白术、陈皮、石菖蒲、川芎、泽泻、建曲各12克，天麻、半夏各9克，生姜3片，大枣6枚，并注意随症加减。其用法为每日1剂，水煎取汁，分早晚2次服。

（6）瘀血阻络型高血压：治疗应以活血化瘀为原则，方选血府逐瘀汤加减。基本用药有川牛膝、菊花、夏枯草、山楂各15克，桃仁、当归、益母草、陈皮、建曲、生地、柴胡各12克，枳壳、赤芍各10克，川芎、红花各9克，甘草6克，并注意随症加减。其用法为每日1剂，水煎取汁，分早晚2次服。

（7）无症状型高血压：治疗应以益肾养肝降压为原则，方选六味地黄汤加减。基本用药有山药、茯苓、钩藤、白芍、丹参各15克，生地、熟地、丹皮、泽泻、杜仲、菊花各12克，山萸肉10克，甘草6克，并注意随症加减。其用法为每日1剂，水煎取汁，分早晚2次服。

08 高血压合并高脂血症应该如何选方用药？

咨询： 我今年49岁，患高血压已4年，去年又发现有高脂血症，现在整天被头晕头痛、身困乏力所困扰，先后服过不少中、西成药，自觉症状一直没见好转。前天我到医院就诊，医生建议用中药汤剂调理一段时间。请问：**高血压合并高脂血症应该如何选方用药？**

解答： 高脂血症是由于机体脂肪代谢或运转异常，使血浆中一种或几种脂质高于正常的临床综合征。高脂血症与高血压有密切的关系，在临床中高血压合并高脂血症者较为多见。中医强调整体观念和辨证论治，在改善或消除高血压合并高脂血症患者自觉症状方面有较好的疗效。

中医认为高血压合并高脂血症的发生主要与机体阴阳平衡失调，气滞血瘀、痰浊内生等因素有关。根据发病机制和临床表现的不同，中医通常将其分为阴虚阳亢型、痰浊壅滞型、瘀血阻络型3种基本证型进行治疗，下面是其选方用药。

（1）阴虚阳亢型：主要表现为眩晕头痛，面红目赤，烦躁易怒，耳鸣肢麻，腰膝酸软，口苦口干，舌质红，苔薄少，脉弦细。其治疗应以滋阴潜阳为原则，方选天麻钩藤饮加减。基本用药有钩藤、决明子、桑寄生各12克，菊花、川牛膝、枸杞子、生地、益母草各9克，天麻、栀子、甘草各6克，并注意随症加减。其用法为每日1剂，水煎取汁，分早晚2次服。

（2）痰浊壅滞型：主要表现为头晕头痛，胸脘痞闷，肢麻口黏，体胖腹胀，舌质淡，苔白腻，脉弦滑。其治疗应以化痰降浊为原则，方选温胆汤加减。基本用药有半夏、陈皮、瓜蒌、泽泻、莱菔子、决明子各9克，茯苓、夏枯草各12克，枳实、竹茹、僵蚕、甘草各6克，并注意随症加减。其用法为每日1剂，水煎取汁，分早晚2次服。

（3）瘀血阻络型：主要表现为头痛如针刺，头晕，胸闷或胸胁刺痛，健忘心悸，或四肢麻木，或失眠多梦，舌质紫暗，苔薄少，脉弦涩。其治疗应以活血通络为原则，方选血府逐瘀汤加减。基本用药有桃仁、川芎、赤芍、当归、川牛膝各9克，夏枯草、山楂各12克，丹参24克，红花、枳壳、柴胡、蒲黄、甘草各6克，并注意随症加减。其用法为每日1剂，水煎取汁，分早晚2次服。

09 高血压合并糖尿病应该如何选方用药？

咨询： 我今年62岁，患高血压、糖尿病已多年，3周前因血压和血糖居高不下住院治疗，现在病情已明显好转，准备今天出院。医生说服用中药汤剂效果也不错，出院后可配合用一段时间，我想了解一些这方面的知识，请问：高血压合并糖尿病应该如何选方用药？

解答： 这里首先告诉您，在中老年人中，像您这样高血压合并有糖尿病的患者并不少见，您不必过于担心，只要能坚持正规治疗，注意日常调养，照样能长寿。

高血压属于中医学"眩晕""头痛"的范畴，糖尿病属于中医学"消渴"的范畴。中医认为高血压合并糖尿病的基本病理机制是机体阴阳平衡失调加重，在肝肾阴虚、阴虚阳亢的基础上，又有燥热内生、耗伤阴津而水谷运化失常，因而这类患者除眩晕、头痛等高血压的临床表现外，还有多饮、多食、多尿、形体消瘦等糖尿病的症状。根据高血压合并糖尿病患者发病机制和临床表现特点的不同，中医通常将其分为肝肾阴虚型、阴虚阳亢型及阴阳两虚型3种基本证型进行治疗，下面是其选方用药。

（1）肝肾阴虚型：主要表现为头晕头痛，健忘耳鸣，心烦失眠，形体消瘦，口燥咽干，腰膝酸软，或尿频量多，舌质红，苔薄少，脉弦细。其治疗应以滋补肝肾、养阴生津为原则，方选杞菊地黄汤加减。基本用药有熟地、山药、枸杞子、丹参、夏枯草各15克，茯苓、玄参、桑寄生、川牛膝各12克，山萸肉、丹皮、泽泻、菊花、生地各9克，甘草6克，并注意随症加减。其用法为每日1剂，水煎取汁，分早晚2次服。

（2）阴虚阳亢型：主要表现为头胀头痛，眩晕耳鸣，急躁易怒，失眠多梦，面色潮红，腰膝酸软，口干口苦，肢体麻木，形体消瘦，舌质红，苔薄少或苔黄燥，脉弦细数。其治疗应以补益肝肾、滋阴潜阳为原则，方选天麻钩藤饮加减。基本用药有天麻、桑寄生、黄芩、益母草各12克，钩藤、川牛膝、枸杞子、石决明、天冬、生地、玄参各15克，栀子9克，代赭石、生龙骨、生牡蛎各24克，甘草6克，并注意随症加减。其用法为每日1剂，水煎取汁，分早晚2次服。

（3）阴阳两虚型：主要表现为眩晕耳鸣，头痛头空，气短乏力，心悸少寐，腰膝酸软，畏寒肢冷，小便清长，面浮肢肿，口干，舌质淡体胖，脉沉细。其治疗应以滋阴助阳、温补脾肾为原则，方选金匮肾气丸加减。基本用药有熟地、山药、白术各15克，淫羊藿、丹皮、泽泻、桂枝、制附子各9克，桑寄生、茯苓、川牛膝各12克，党参、黄芪、益母草各30克，甘草6克，并注意随症加减。其用法为每日1剂，水煎取汁，分早晚2次服。

10 高血压合并冠心病应该如何选方用药？

咨询： 我今年56岁，是高血压、冠心病"老病号"。我知道中老年人患高血压合并冠心病者并不少见，也清楚中西医结合的方法治疗效果较好，但不知如何选用中药，我想知道：**高血压合并冠心病应该如何选方用药？**

解答： 的确像您说的那样，在中老年人中，患高血压合并冠心病者，并不少见。这类患者采取中西医结合的方法治疗效果较好，下面给您简单介绍一下高血压合并冠心病应该如何选方用药，希望对您能有所帮助。

中医认为高血压合并冠心病的基本病理机制是机体阴阳失调日久，气滞血瘀，或痰浊内阻，导致瘀阻心络，这类患者往往既有高血压之眩晕、头痛的症状，又有胸闷、心前区疼痛等冠心病的临床表现。根据高血压合并冠心病患者发病机制和临床表现特点的不同，中医通常将其分为阴虚阳扰型、气滞血瘀型、痰浊内阻型以及胸阳痹阻型4种基本证型进行辨证治疗，下面是其选方用药。

（1）阴虚阳扰型：主要表现为头晕头痛，胸闷不适或胸痛，失眠盗汗，手足心热，腰膝酸软，舌质红，苔薄少，脉弦细数。其治疗应以滋阴降火为原则，方选天王补心丹加减。基本用药有生地、天冬、麦冬、当归、玄参、柏子仁、酸枣仁、枸杞子、白蒺藜、沙参各9克，茯苓12克，丹参18克，生石决明30克，五味子、甘草各6克，并注意随症加减。其用法为每日1剂，水煎取汁，分早晚2次服。

（2）气滞血瘀型：主要表现为眩晕头痛，心悸健忘，心痛时作，如针刺而痛处固定，舌质紫暗或有瘀斑，苔薄少，脉弦涩。其治疗应以行气活血为原则，方选血府逐瘀汤加减。基本用药有桃仁、生地、菊花、葛根各12克，红花、当归、赤芍、枳壳、延胡索、郁金各9克，川牛膝18克，川芎、柴胡、甘草各6克，并注意随症加减。其用法为每日1剂，水煎取汁，分早晚2次服。

（3）痰浊内阻型：主要表现为眩晕头痛，身重恶心，呕恶痰涎，胸闷或胸痛，舌质淡或淡紫，苔厚腻，脉弦滑。其治疗应以祛痰化浊为原则，方选温胆汤合半夏白术天麻汤加减。基本用药有半夏、白术、郁金各9克，茯苓、瓜蒌、钩藤各12克，陈皮、枳壳、厚朴、竹茹、天麻、甘草各6克，并注意随症加减。其用法为每日1剂，水煎取汁，分早晚2次服。

（4）胸阳痹阻型：主要表现为眩晕头痛，胸闷胸痛，心悸气短，受寒诱发或加重，舌质淡或暗，苔薄白润，脉弦迟。其治疗应以宣痹通阳为原则，方选瓜蒌薤白桂枝汤加减。基本用药有瓜蒌15克，薤白、半夏、葛根、淫羊藿各9克，茯苓12克，丹参18克，桂枝、枳壳、陈皮、甘草各6克，并注意随症加减。其用法为每日1剂，水煎取汁，分早晚2次服。

11 如何选用单方、验方治疗高血压？

咨询： 我是高血压"老病号"，一直服用西药降压药，我知道中医治疗高血压的手段多、不良反应少，听说单方、验方治疗高血压也有一定的疗效，我想与西药结合起来应用，以获得更好的疗效，但不知如何选用。请问：<u>如何选用单方、验方治疗高血压？</u>

解答： 确实像您说的那样，中医治疗高血压有众多的手段，并且疗效肯定，不良反应少，单方、验方治疗只是诸多治疗方法中的一种。

单方是指药味不多，取材便利，对某些病证具有独特疗效的方剂。单方治病在民间源远流长，享有盛誉，"单方治大病"之说几乎有口皆碑，深入人心。采用单方治疗高血压，方法简单易行，深受广大患者的欢迎。

验方是经验效方的简称，它是医务界的同道在继承总结前人经验的基础上，融汇新知，不断创新，总结出行之有效的验方新法。不断发掘整理名医专家治疗高血压的经验效方，对于指导临床实践、提高治疗高血压的临床疗效，无疑有举足轻重的作用。

单方验方治疗高血压效果虽好，也只是中医调治高血压诸多方法中的一种，需要与饮食调理、运动锻炼、起居调摄等调养方法相互配合，采取综合性的治疗调养措施，其临床疗效才可保证。需要说明的是，直至目前，虽然中西医有不少治疗高血压的方法，均达不到一应用就能彻底治愈的目的，治疗高血压的目的是降低血压，消除症状，最大限度地降低心血管病的死亡和病残的总危险。

用于治疗高血压的单方验方较多，它们各有其适用范围，由于高血压病情较为复杂，患者个体差异和病情轻重不一，因此在应用单方验方时，一定要在有经验医师的指导下进行，做到根据病情辨病、辨证、选方、用方，依单方、验方的功效和适应证仔细分析、灵活运用，并注意随病情的变化及时调整用药，切忌生搬硬套。

12 治疗高血压常用的单方有哪些？

咨询：我今年48岁，患高血压病已7年，一直坚持服用西药降压药，血压控制得还算满意。可不知为什么，最近一段时间头晕、失眠的症状又重了，但测血压并不高。听说用单方调治能缓解这些自觉症状，想进一步了解一下，请问：治疗高血压常用的单方有哪些？

解答：在长期的实践中，人们总结有众多行之有效的治疗高血压的单方，下面选取几则常用者，从处方、用法、主治三方面予以介绍，供您参考。

〈处方一〉

处方：鲜地骨皮100克（或干品50克）。

用法：每日1剂，水煎取汁，分早晚2次服。

主治：高血压。能改善头晕头痛、心烦失眠等症状。

〈〈处方二〉

处方：豨莶草30克，地骨皮10克。

用法：每日1剂，水煎取汁，分早晚2次服。

主治：高血压。能减轻或缓解头晕头痛、心烦急躁等症状。

〈〈处方三〉

处方：夏枯草、决明子各30克。

用法：每日1剂，水煎取汁，分早晚2次服。

主治：高血压。能缓解头晕头痛、头沉等症状。

〈〈处方四〉

处方：桑寄生60克，酸枣树根皮80克。

用法：将上药共为细末，水泛为小丸，每次4克~6克，每日2~3次，用温开水送服。

主治：高血压。能改善或消除头晕头痛、心烦急躁、失眠多梦等症状。

〈〈处方五〉

处方：葛根15克~30克。

用法：每日1剂，水煎取汁，分早晚2次服。

主治：高血压。能改善头痛、颈项强痛等症状。

〈〈处方六〉

处方：葛根15克~18克，钩藤6~10克。

用法：每日1剂，水煎取汁，分早晚2次服。

主治：高血压出现头痛头晕、心烦急躁、口干口苦、失眠多梦，中医辨证属肝阳亢盛者。

〈处方七〉

处方：青木香9克，菊花25克。

用法：每日1剂，水煎取汁，分早晚2次服。

主治：高血压。能减轻或缓解头痛、眩晕等症状。

〈处方八〉

处方：决明子60克，山楂30克。

用法：每日1剂，水煎取汁，分早晚2次服。

主治：高血压、高脂血症。能改善头晕、头痛、头沉、心烦等症状。

13 治疗高血压常用的验方有哪些？

咨询：我今年54岁，近段时间总感觉头晕头痛、头沉，睡眠也差了。前天我到医院就诊，被确诊患有高血压病。听说中医有很多治疗高血压的验方效果不错，想试用一段时间，请问：治疗高血压常用的验方有哪些？

解答：用于治疗高血压的验方确实有很多，如果恰当应用的话，效果也不错。需要注意的是，每个验方都有其适用范围，选用验方一定要由有经验的医师作指导，切不可自作主张生搬硬套地选用，以免引发不良事件。下面给您介绍几则治疗高血压的验方，您可咨询一下当地的医生，看是否可以选用。

（1）降压饮

药物组成：菊花、天冬、麦冬、枸杞子、女贞子各3克，决明子6克，红花0.5克，石菖蒲1.5克。

应用方法：每日1剂，水煎服，30日为1个疗程，一般用药2个疗程。

功能主治：平肝潜阳，豁痰活血，滋阴降压。主治高血压。

（2）疏风活血汤

药物组成：菊花、桑枝、丹参各15克，柴胡、红花、栀子、丹皮、赤芍各10克，葛根、地龙各12克，蔓荆子9克，薄荷6克。血瘀明显者加川牛膝、三棱、莪术；热象重者加黄芩；夹痰者加胆南星、竹沥汁；头重水肿者加益母草、泽兰。

应用方法：每日1剂，水煎取汁，分早晚2次温服，服药期间停用其他药物。

功能主治：清肝泻火，清热利湿。主治高血压。

（3）柴胡疏肝汤

药物组成：柴胡、菊花、黄芩、香附、川芎、青木香各15克，白芍、郁金、牛膝、丹参各20克，夏枯草30克。失眠多梦加合欢皮、炒枣仁或夜交藤；心悸明显加琥珀、柏子仁或珍珠母；头痛项强加葛根；腰膝酸软加杜仲、桑寄生；胸闷加枳壳、瓜蒌；心烦易怒加丹皮、栀子；口干加玄参、知母；口苦加龙胆草；肝阳上亢明显加生龙骨、生牡蛎或代赭石。

应用方法：每日1剂，水煎取汁，分早晚2次温服，1周服用5剂，为1个疗程，连续治疗4个疗程。

功能主治：疏肝解郁，调和气血。主治高血压。

（4）清热活血汤

药物组成：当归10克，生地、生杜仲、酒黄芩、桑寄生各12克，红花、赤芍、石决明、桃仁各9克，夏枯草24克，谷精草15克，川芎、甘草各6克。

应用方法：每日1剂，水煎取汁，分早晚2次服，30日为1个疗程，服药期间停用其他药物。

功能主治：清肝泻火，活血化瘀。主治高血压。

（5）泻肝通腑汤

药物组成：决明子、炒莱菔子各15克，芦荟、当归、龙胆草、生地、山茱萸各12克，甘草10克。大便秘结者加炒大黄12克；眩晕、手足震颤者加龙骨、牡蛎各30克。

应用方法：每日1剂，水煎服，1个月为1个疗程。注意低盐饮食，养心静志，作息有时。

功能主治：泻肝通腑，兼以养阴。主治高血压。

（6）抑肝降压汤

药物组成：天麻、石决明、草决明、川牛膝、栀子、白芍、杜仲、泽泻各15克，钩藤30克，夏枯草12克，菊花10克，茯苓20克。

应用方法：每日1剂，水煎取汁，分早晚2次服，1个月为1个疗程。

功能主治：抑肝潜阳，清肝明目。主治肝火亢盛型高血压。

（7）天麻地黄汤

药物组成：天麻、熟地、山茱萸、丹皮、茯苓、泽泻、钩藤、山药、葛根各15克，全蝎、甘草各3克。

应用方法：每日1剂，水煎服，8周为1个疗程。

功能主治：平肝潜阳，滋肾养阴。主治阴虚阳亢型高血压。

（8）降压化瘀方

药物组成：天麻、牛膝、生地、地龙、桃仁、红花各 15 克，钩藤、黄芩、赤芍、川芎、茯神、决明子、杜仲、代赭石各 12 克，丹参 20 克，罗布麻叶 10 克。肝肾阴虚者加白芍、玄参；肝阳偏亢者加龙骨、牡蛎；痰浊中阻者加半夏、白术；肝火盛者加菊花、龙胆草；气血虚者加黄芪、阿胶。

应用方法：每日 1 剂，水煎取汁，分早晚 2 次温服，2 周为 1 个疗程。

功能主治：滋补肝肾，调整阴阳，疏通血脉。主治舒张期高血压。

（9）参七楂蒲汤

药物组成：丹参、山楂各 30 克，天麻 15 克，三七、石菖蒲、钩藤、水蛭各 10 克。肝火亢盛型加龙胆草、黄芩各 10 克，栀子 15 克；痰浊壅盛型加胆南星 8 克，白术 10 克；阴虚阳亢型加炙龟甲 20 克，山茱萸、菊花各 10 克；阴阳两虚型加淫羊藿 15 克，枸杞子、煅龙骨、煅牡蛎各 20 克。

应用方法：每日 1 剂，水煎 2 次，将药液混合后，分早晚饭后 30 分钟温服，30 日为 1 个疗程。

功能主治：活血化瘀，祛湿化浊，降脂降压。主治高血压。

（10）清心降压饮

药物组成：生地、石决明各 30 克，竹叶、白茅根、丹参、益母草、夏枯草、豨莶草各 10 克，白芍、菊花各 15 克，灯芯草、甘草各 3 克。头痛者加钩藤、蔓荆子各 10 克；大便秘结者加大黄 6 克；血脂高者加山楂 15 克，苍术 10 克；阴虚甚者加麦冬 15 克，五味子、女贞子各 10 克。

应用方法：每日 1 剂，水煎 2 次，合药液后分早、中、晚服，1 个月为 1 个疗程，一般治疗 2 个疗程。

功能主治：清心降火，活血利水。主治Ⅰ期高血压。

14 如何正确煎煮中药汤剂?

咨询： 我患高血压已多年，一直服用西药和中成药治疗，但时常还会有头晕、头痛的症状，准备用中药汤剂调理一段时间，听说煎煮中药很有讲究，如果煎煮方法不正确，即使再好的中药也难以取得满意的疗效，请问：<u>如何正确煎煮中药汤剂?</u>

解答： 汤药是临床最常采用的中药剂型，正像您说的那样，煎煮汤药的方法直接影响药物的疗效。为了保证临床用药能获得预期的疗效，煎煮中药汤剂必须采用正确的方法。

（1）煎药器具的选择：煎煮中药最好选择砂锅、砂罐，因其不易与药物成分发生化学反应，并且导热均匀，传热较慢，保温性能好，可慢慢提高温度，使药内有效成分充分释放到汤液中来。其次也可选用搪瓷制品。煎煮中药忌用铁、铜、铝等金属器具。

（2）煎药用水的选择：煎药用水必须无异味、洁净、澄清，含无机盐及杂质少，以免影响口味、引起中药成分的损失或变化。

（3）煎煮时加水多少：煎药用水量应根据药物的性质、患者的年龄及用途而定。加水量应为饮片吸水量、煎煮过程中蒸发量以及煎煮后所需药液量的总和。一般用水量为将饮片适当加压后，液面淹没过饮片约2厘米为宜。质地坚硬、黏稠或需要久煎的药物，加水量可比一般药物略多；质地疏松或有效成分容易挥发、煎煮时间较短的药物，则液面淹没药物即可。

（4）煎煮前如何浸泡：中药饮片煎前浸泡，既有利于有效成分的充分溶出，又可缩短煎煮时间。多数药物宜用冷水浸泡，一般药物可浸泡20~30分钟，以果实、种子为主的药可浸泡1小时左右。夏季气温较高时，浸泡的时间不宜过长，以免腐败变质。

（5）煎煮的火候和时间：煎煮中药的火候和时间应根据药物的性质和用途而定。煎一般药宜先武火后文火，即未沸前用大火，沸后用小火保持微沸状态。解表药及其他芳香性药物，一般用武火迅速煮沸，之后改用文火维持10~15分钟即可。有效成分不易煎出的矿物类、骨角类、贝壳类、甲壳类药及补益药，一般宜文火久煎，通常是沸后再煎20~30分钟，以使有效成分充分溶出。第二煎则通常较第一煎缩短5~10分钟。

（6）如何榨渣取汁：汤剂煎成后应榨渣取汁，因为一般药物加水煎煮后都会吸附一定的药液，同时已经溶入药液的有效成分可能被药渣再吸附。如药渣不经压榨取汁就抛弃，会造成有效成分的损失。

（7）煎煮的次数：煎药时药物有效成分首先会溶解进入药材组织的水溶液中，然后再扩散到药材外部的水溶液中，到药材内外溶液的浓度达到平衡时，因渗透压平衡，有效成分就不再溶出了，这时只有将药液滤出，重新加水煎煮，有效成分才能继续溶出。为了充分利用药材，避免浪费，使药物有效成分充分溶出，每剂中药不可煎一次就弃掉，最好是煎两次或三次。

（8）入药方法：一般药物可以同时入煎，但部分药物因其性质、性能及临床用途的不同，所需煎煮的时间不同，所以煎煮中药汤剂还应讲究入药的方法，以保证药物应有的疗效。入药方法有先煎、后下、包煎、另煎、烊化及冲服等。

先煎：凡质地坚硬、在水里溶解度小的药物，如矿物类的磁石、寒水石，贝壳类的牡蛎、石决明等，应先入煎一段时间，再纳入其他药物同煎；川乌、附子等药，因其毒性经久煎可以降低，也应先煎，以确保用药安全。

后下：凡因其有效成分煎煮时容易挥发、扩散或破坏而不耐煎煮者，如发汗药薄荷、荆芥，芳香健胃药白蔻仁、茴香，以及大黄、番泻叶等宜后下，待他药煎煮将成时投入，煎沸几分钟即可。大黄、番泻叶等药有时甚至可以直接用开水冲泡服用。

包煎：凡药材质地过轻，煎煮时易飘浮在药液面上，或成糊状，不便于煎煮及服用者，如蒲黄、海金沙等，应用布包好入煎。药材较细，又含淀粉、黏液质较多的药，如车前子、葶苈子等，煎煮时容易粘锅、糊化、焦化，也应包煎。有些药材有毛，对咽喉有刺激性，如辛夷、旋覆花等，也要用纱布包裹入煎。

另煎：人参等贵重药物宜另煎，以免煎出的有效成分被其他药渣吸附，造成浪费。

烊化：有些药物，如阿胶、蜂蜜、饴糖等，容易黏附于其他药物的药渣中或锅底，既浪费药物，又容易焦煳，宜另行烊化后再与其他药汁兑服。

冲服：入水即化的药，如竹沥等汁性药物，宜用煎好的其他药液或开水冲服。价格昂贵的药物，不易溶于水及加热易挥发的药物，如牛黄、朱砂、琥珀等，也宜冲服。

通常情况下，医生在开出中药方的同时，会告诉您煎煮中药的方法，您只要照医生说的去做就可以了，在药房取中药煎剂时，中药师也会告诉您一些注意事项，这也是煎煮中药汤剂时应当特别注意的。总之，只要您记住医生的医嘱和中药师交代的注意事项，一般就能正确煎煮中药汤剂。

15 如何选择治疗高血压的中成药？

咨询： 我今年54岁，患高血压已多年，因头晕、失眠较重，近两个月一直服用中药汤剂，效果不错，可天天煎煮中药不太方便，准备改用中成药。我听说治疗高血压的中成药有很多，其选用很有讲究，想了解一些这方面的知识，请问：如何选择治疗高血压的中成药？

解答： 用于治疗高血压的中成药的确很多，它们各有不同的使用范围，临床上如何选择使用，直接关系到治疗效果，作为高血压患者，了解一些这方面的知识很有必要。

通常情况下，高血压患者应根据医生的医嘱选择使用中成药，在选用中成药前，首先要仔细阅读说明书，了解其功效和主治，之后根据具体的病情来使用。

（1）医生指导：由于中成药有其各自的功效、适应证，若药不对症，不仅无治疗作用，反而会加重病情，甚至引发不良反应，因此高血压患者在选用中成药时，一定要请教医生，在医生的指导下选用。

（2）阅读标签：正规厂家生产的中成药，其外包装上都有标签或说明，其上面都能提供该药的功效、适应证、用法用量、注意事项等，仔细阅读对正确选用中成药大有好处。

（3）辨病选药：即根据高血压的诊断选药，这些药物都是针对高血压而研制的，一般无明显的寒热偏性，只要诊断明确，即可依病选用。

（4）辨证选药：即根据高血压的不同证型，依据高血压发病机制和临床表现的不同选药。如肝阳上亢型高血压，可选用具有平肝潜阳、降压作用的清脑降压片；肝肾阴虚型高血压，可选用具有滋补肝肾作用的杞菊地黄丸；阴虚阳亢型高血压，可选用具有滋阴降火作用的知柏地黄丸；肝气郁结型高血压，可选用具有疏肝理气作用的逍遥丸等。

（5）综合选药：即综合考虑高血压患者的病、证、症来选择适宜的中成药。有时患者可表现为多种证型的复杂情况，且症状也较突出，故要选用两种或几种药物进行治疗；有时患者病情较重，需选用两种或多种药物，通过多种途径给药，方能取得好的临床疗效。比如高血压并发脑梗死者，可选用脉络宁注射液静脉滴注，再配合具有降压作用的药物如脑立清丸等内服；又如高血压出现肾损害者，在注意治疗原发病高血压的同时，还应考虑肾脏损害这一因素的存在，做到全面考虑，综合选药；再如高血压病程已长，有出现并发症倾向的患者，应注意根据证情选药，还应考虑易出现并发症这一潜在的趋势的存在，在综合分析的基础上恰当选药。

16 怎样保管治疗高血压的中成药?

咨询: 我是高血压老病号,近年来一直服用卡托普利治疗,血压控制得还不错,不过头晕头沉、心烦失眠的情况始终没能改善。医生建议我配合中成药天王补心丹,并说购买的中成药要保管好,以防变质影响疗效,请问:怎样保管治疗高血压的中成药?

解答: 高血压是一种慢性病,用药时间较长,患者一般是在家中进行治疗的,并且服用中成药者居多,保管好中成药关系到用药的安全有效,所以也应给予重视。要保管好中成药,应注意以下几个方面:

(1)适当贮备中成药:慢性病患者家中多自备有药物,其中以中成药居多,需要注意的是家庭自备的中成药不宜太多,太多不仅浪费金钱和药物,还容易变质失效,对于高血压患者来说,通常最多保存半个月至1个月的用药量,用完再购买。

(2)妥善贮存中成药:中成药应放在适当的地方,避免日光直射、高温及潮湿,以干燥、通风、阴凉处为宜,并防备小儿误拿、误服。已经开启的瓶装中成药应注意按瓶签说明保管(如加盖、防潮等)。贮放中成药一定要有标签,写清药名、规格,切勿仅凭记忆无标签取放。

(3)防止中成药变质:防止中成药变质是正确贮存中成药的关键所在,为了防止中成药变质,瓶装中成药用多少取多少,以免污染。对瓶装液体中成药更应注意，只能倒出，不宜再往回倒，更不宜将瓶口直接往嘴里倒药。

（4）注意检查中成药：服用中成药前应检查药品，注意其有效期等，不能服用超过有效期或已失效的药物。当然，药品质量的好坏与保管有密切关系，保管不善，药品可能提前变质，所以在用前还须检查药品质量，若有发霉变质应妥善处理，不可再服。对药名、规格有疑问的药，切勿贸然使用，以免发生意外。

17 治疗高血压常用的中成药有哪些？

咨询：我今年50岁，近段时间总感觉头晕耳鸣，睡眠也差了。前天我到医院检查时发现患有高血压，我想用中成药治疗一段时间，请您告诉我：治疗高血压常用的中成药有哪些？

解答：中成药具有组方严谨、疗效确切、便于携带、服用方便、不良反应少等特点，所以深受广大高血压患者的欢迎。用于治疗高血压的中成药有很多，它们有不同的适用范围，下面选取几个临床较常用者，逐一给您介绍，但您要切记，如果要用的话，一定要在医生的指导下选用，以免引发不良事件。

（1）菊明降压片

药物组成：野菊花、决明子。

功能主治：清肝火，降血压。适用于治疗高血压病及慢性肾炎性高血压，可见头痛头晕、面红面赤、大便秘结等症状。

用法用量：每次 10 片，每日 2 次，温开水送服。

注意事项：没有明显热象的高血压患者不宜用，体虚便溏者忌用。慎食辛辣肥腻之品。

（2）清脑降压胶囊

药物组成：夏枯草、黄芩、生地、决明子、磁石、钩藤、地龙、珍珠母、丹参、槐米、当归、牛膝、水蛭。

功能主治：清肝泻热，息风潜阳，化瘀生新。用于治疗肝阴不足、肝阳偏亢之高血压，可见头痛头晕、眼花耳鸣、失眠健忘、心悸乏力等症状。

用法用量：每次 3~5 粒，每日 3 次，温开水送服。

注意事项：气血不足型、痰浊内蕴型、阴阳两虚型患者不宜用，孕妇忌用。忌恼怒忧伤，少食辛辣肥腻之食物，戒烟酒。

（3）清肝降压胶囊

药物组成：夏枯草、何首乌、槐花、桑寄生、丹参、葛根、泽泻、小蓟、远志、川牛膝。

功能主治：清热平肝，补益肝肾。用于治疗高血压肝火亢盛、肝肾阴虚证。症见眩晕头痛，面红目赤，急躁易怒，口苦口干，腰膝酸软，心悸失眠，耳鸣健忘，便秘尿黄。

用法用量：每次 3 粒，每日 3 次，温开水送服。

注意事项：气血不足型、痰浊内蕴型、阴阳两虚型患者不宜用，脾胃虚寒者也不宜用，孕妇禁用。忌恼怒，戒烟酒，少食辛辣肥腻之食物。

（4）天麻钩藤颗粒

药物组成：天麻、钩藤、石决明、山栀子、黄芩、牛膝、杜仲、益母草、桑寄生、夜交藤、茯苓。

功能主治：平肝息风，清热安神。用于治疗肝肾阴亏、风阳偏亢之高血压，可见头晕头痛、目眩耳鸣、口苦心烦、失眠健忘等症状。

用法用量：每次1袋，每日3次，开水冲服。

注意事项：痰浊内蕴型、瘀血阻络型、气血不足型及阴阳两虚型患者不宜用，忌恼怒，节房事，饮食宜清淡。

（5）复方杜仲片

药物组成：复方杜仲流浸膏、钩藤。

功能主治：补肾，平肝，清热。用于治疗肾虚肝旺之高血压者，主要表现为头晕头痛、耳鸣目胀、失眠健忘、面部潮红、心烦易怒、腰膝酸软。

用法用量：每次5片，每日3次，温开水送服。

注意事项：中医辨证属痰浊内蕴型、阴阳两虚型、气血不足型的患者不宜。忌恼怒，戒烟酒，孕妇慎用。

（6）山楂降压胶囊

药物组成：山楂、夏枯草、菊花、炒决明子、泽泻、小蓟。

功能主治：平肝降火，利湿化瘀。用于治疗高血压之肝火亢盛者，症见头痛眩晕，烦躁易怒，胁胀口苦，耳鸣健忘，心悸失眠等。

用法用量：每次2粒，每日2次，温开水送服。

注意事项：阴虚火旺者不宜用，气血不足型、阴阳两虚型等虚寒证高血压患者也不宜用。注意调畅情志，忌恼怒，戒烟酒，饮食宜清淡。

18 怎样根据辨证分型选用治疗高血压的中成药？

咨询： 我是高血压患者，因近段时间头晕头沉、身困乏力明显，就自作主张购买了中成药，可是服用半个月，一点效果也没有。我又咨询了医生，说是因为药不对证，应用中成药同样需辨证分型，请您告诉我：怎样根据辨证分型选用治疗高血压的中成药？

解答： 辨证论治是中医的特色和优势，也是中医治疗疾病的主要方法，采用中成药治疗高血压也应和应用中药汤剂一样进行辨证论治，方能取得好的临床疗效。像您所说的头晕头沉、身困乏力明显，如果伴有胸闷、上腹部胀满不舒服、恶心、饮食减少等症状的话，辨证应当属于痰浊内蕴，此时选用具有清热平肝、健脾化痰作用的山楂降压胶囊较为适合。

根据辨证分型选用治疗高血压的中成药，应依据高血压患者发病机制和临床表现的不同，通过辨证分型，确立相应的治则，之后根据治则选取中成药。您想选用中成药的话，一定要在有经验的中医师的指导下恰当选择使用，方能取得好的效果。

（1）肝阳上亢型：一般见于 I 期高血压。主要表现为血压高于正常，头目胀痛，眩晕耳鸣，心烦易怒，面部潮红，口苦口干，失眠多梦，便秘尿赤，舌质红，苔薄黄，脉弦数。治宜平肝潜阳，可选用中成药松龄血脉康胶囊、复方杜仲片等。

（2）肝肾阴虚型：多见于Ⅱ期高血压，在Ⅰ期及Ⅲ期中也可见到。主要表现为血压高于正常，头晕目眩，头空头痛，目涩、视物不清，健忘失眠，耳鸣如蝉，腰膝酸软，咽干口燥，手足心热，遗精盗汗，肢体麻木，舌质干红，苔薄少，脉弦细或细数。治宜滋补肝肾，可选用中成药杞菊地黄丸等。

（3）阴虚阳亢型：常见于Ⅱ期高血压。主要表现为血压高于正常，头痛头晕，目眩耳鸣，劳则加重，失眠多梦、健忘，腰膝酸软，五心烦热，面红口干，心悸易怒，舌质红，苔薄少或薄黄，脉弦细或弦细数。治宜滋阴潜阳，可选用中成药清肝降压胶囊、天麻钩藤颗粒等。

（4）阴阳两虚型：多见于Ⅲ期高血压。主要表现为血压明显高于正常，病程相对较长，精神萎靡，头晕目眩，心悸怔忡，动则气急，畏寒肢冷，腰酸腿软，面浮肢肿，夜间尿多，阳痿早泄，失眠多梦，舌质淡，苔薄白，脉弦细无力。治宜滋阴助阳，目前还没有合适的中成药，可以考虑选用中药汤剂。

（5）痰浊内蕴型：在Ⅰ期、Ⅱ期和Ⅲ期高血压中均可见到，患者体形多肥胖。主要表现为血压高于正常，眩晕、头痛或头重如蒙，胸闷脘痞，体倦多寐，纳呆恶心，时吐痰涎，舌质淡，苔白腻，脉弦滑。治宜涤痰化浊，平肝降压，可选用中成药山楂降压胶囊、半夏天麻丸等。

（6）瘀血阻络型：多见于Ⅲ期高血压，在Ⅰ期、Ⅱ期也可见到。主要表现为血压高于正常，头晕，头痛如针刺，心悸健忘，精神不振，胸闷或痛，四肢麻木，面或唇色紫暗，舌质紫暗或有瘀斑，苔薄少，脉弦涩或有结代。治宜活血化瘀，可选用中成药镇脑宁胶囊、罗布麻降压片、清脑降压胶囊等。

（7）无症状型：多见于Ⅰ期高血压。患者自述无明显不适之感觉，仅测血压高于正常，舌质红或淡红，苔薄少或薄白，脉弦细或弦滑。治宜益肾养肝降压，可选用中成药降压平片等。

19 调治高血压可选用哪些针灸处方？

咨询： 我患高血压已多年，一直服用降压药，血压控制得不错，但仍时常头晕、失眠。听说针灸改善这些症状的效果不错，1周前我开始配合针灸治疗，我发现医生每次针灸的穴位并不一样，医生说是按辨证选用针灸处方，请问：**调治高血压可选用哪些针灸处方？**

解答： 针灸是中医学的重要组成部分，它是通过针刺与艾灸，疏通经络气血，调整脏腑功能，从而达到防治疾病的目的。针灸虽然不能完全治愈高血压，但对降低、稳定血压，改善高血压患者头晕头痛、心烦失眠等自觉症状，确实有很好的疗效。

就像您看到的那样，针灸调治高血压并不是每次都用相同的穴位，也需根据病情辨证立法，制定针灸处方。用于调治高血压的针灸处方有很多，有经验的医生会根据病情的需要灵活选用。

◀处方一▶

取穴：风池、肾俞、太溪、三阴交、太冲。

操作：患者取适当的体位，局部常规消毒后，用补法进行针刺治疗。针刺得气后，留针20~30分钟，留针期间行针2~3次，通常每日或隔日治疗1次，15次为1个疗程。

适应证：肝肾阴虚型高血压。

《处方二》

取穴：百会、曲池、风池、内关、丰隆、足三里、解溪、太冲。

操作：患者取适当的体位，局部常规消毒后，用提插捻转之泻法进行针刺治疗。针刺得气后，留针 20~30 分钟，留针期间行针 2~3 次，通常每日或隔日治疗 1 次，15 次为 1 个疗程。

适应证：痰浊内蕴型高血压。

《处方三》

取穴：百会、风池、曲池、阳陵泉、太冲、行间。

操作：患者取适当的体位，局部常规消毒后，用提插捻转之泻法进行针刺治疗。针刺得气后，留针 20~30 分钟，留针期间行针 2~3 次，通常每日或隔日治疗 1 次，15 次为 1 个疗程。

适应证：肝阳上亢型高血压。

《处方四》

取穴：百会、风池、曲池、太冲、行间、三阴交、太溪。

操作：患者取适当的体位，局部常规消毒后，进行针刺治疗。三阴交、太溪穴用补法；其余穴位用泻法。针刺得气后，留针 20 分钟，留针期间行针 2~3 次，通常每日治疗 1 次，15 次为 1 个疗程。

适应证：阴虚阳亢型高血压。

《处方五》

取穴：风池、曲池、足三里、阳陵泉。头胀头痛者加百会、太阳；心悸失眠者加神门。

操作：患者取适当的体位，局部常规消毒后，用提插捻转之泻法进行针刺治疗。针刺得气后，留针20~30分钟，留针期间行针2~3次，通常每日或隔日治疗1次，15次为1个疗程。

适应证：Ⅰ期高血压。

《处方六》

取穴：公孙、内关、外关、大椎。

操作：患者取适当的体位，采用艾条温和灸的方法，用艾条依次灸治公孙、内关、外关、大椎。通常每次每穴熏灸5~10分钟，每日或隔日治疗1次，10次为1个疗程。

适应证：痰浊内蕴型高血压。

《处方七》

取穴：风池、曲池、合谷、足三里、阳陵泉、行间。头胀头痛者加百会、太阳；心悸失眠者加神门；耳鸣者加翳风、外关。

操作：患者取适当的体位，局部常规消毒后，用提插捻转之泻法进行针刺治疗。针刺得气后，留针20~30分钟，留针期间行针2~3次，通常每日或隔日治疗1次，15次为1个疗程。

适应证：Ⅱ期高血压。

《处方八》

取穴：肾俞、肝俞、太溪。

操作：患者取适当的体位，采用艾条温和灸的方法，用艾条依次灸治肾俞、肝俞、太溪。通常每次每穴熏灸5~10分钟，每日或隔日治疗1次，10次为1个疗程。

适应证：肝肾阴虚型高血压。

20 应用针灸疗法调治高血压应注意什么？

咨询： 我今年61岁，是高血压"老病号"，在服用卡托普利的同时也配合针灸治疗，以改善头晕、失眠、肢麻等症状。听说针灸调治高血压有很多注意点，我想了解一下，请问：应用针灸疗法调治高血压应注意什么？

解答： 中医有众多调治高血压的方法，针灸疗法只是其中之一。针灸疗法降低和稳定血压的作用较为有限，所以通常是与其他治疗方法配合应用以改善高血压患者的自觉症状。针灸疗法调治高血压有很多注意点，归纳起来主要有以下几个方面。

（1）要注意针灸治疗的适应证，严防有禁忌证的高血压患者进行针灸治疗。患有出血性疾病、严重贫血者，局部皮肤有感染、溃疡、冻伤者，妇女在孕期、产后以及月经期，患有严重的心、肝、肾等疾病者，均不宜进行针灸治疗。针灸治疗时要注意进行严格消毒，以预防各种感染发生。

（2）要掌握正确的针灸方法，严格按照操作规程进行针灸治疗。针刺的角度、方向和深度要正确，对风池、风府、哑门等接近延髓等重要部位的穴位尤应注意，以防意外情况发生。对皮肤感觉迟钝的患者，施灸过程中要不时用手指置于施灸部位，以测知患者局部皮肤的受热程度，便于随时调节施灸的距离，避免烫伤。

（3）针灸治疗时应注意选择适当的体位，以有利于正确取穴和施术。治疗前应注意检查针具，严防应用不合格的针具进行针刺治疗。进针时体外应留有适当的针体，以防针体折断。施灸过程中要严防艾火滚落烧伤皮肤或烧坏衣服、被褥等，施灸完毕必须把艾条、艾炷之火熄灭，以防复燃发生火灾。

（4）应注意预防晕针发生，不要在劳累、饥饿以及精神紧张时针刺。一旦出现晕针现象，应立即让患者平卧，进行相应的处理。施灸后还要做好灸后处理，如果因施灸时间过长局部出现小水疱者，注意不要擦破，可任其自然吸收；如果水疱较大，可局部消毒后用毫针刺破水疱放出疱液，或用注射器抽出疱液，并用纱布包敷，以避免感染等。

临床中单独应用针灸疗法调治高血压者较为少见，应注意与药物治疗、饮食调养、运动锻炼、情志调节、起居调摄等治疗调养方法配合应用，以提高疗效。

21 调治高血压可选用哪些耳穴贴压处方？

咨询： 我是高血压患者，近段时间除血压不稳外，还总感觉头晕、肢体麻木，听邻居小张说耳穴贴压不仅能稳定血压，还可改善头晕、肢体麻木等自觉症状，我想试一试。请问：调治高血压可选用哪些耳穴贴压处方？

解答： 耳穴贴压法取材方便，简单易学，无须特殊设备，而且疗效可靠、使用安全，是深受人们喜欢的外治方法。需要说明的是耳穴贴压选穴要准确，同时贴压也有很多技巧，最好让有经验的医生进行贴压治疗，以保证其安全有效，避免不良事件发生。下面给您介绍一下调治高血压常用的耳穴贴压处方，供您参考。

〈处方一〉

取穴：心、肾、肝、降压沟、内分泌。

操作：耳部常规消毒后，用0.5厘米×0.5厘米大小的胶布，把王不留行籽分别贴压于心、肾、肝、降压沟、内分泌穴上。两耳穴位交替贴压，3日更换1次，10次为1个疗程。贴压期间每日自行按捏穴位3~5次，每次以使耳穴局部有酸胀感为度。

适应证：高血压。能改善头晕头痛、心烦失眠等症状。

〈处方二〉

取穴：交感、神门、降压沟、肝阳、镇静。

操作：耳部常规消毒后，用0.5厘米×0.5厘米大小的胶布，把王不留行籽分别贴压于交感、神门、降压沟、肝阳、镇静穴上。两耳穴位交替贴压，3日更换1次，10次为1个疗程。贴压期间每日自行按捏穴位3~5次，每次以使耳穴局部有酸胀感为度。

适应证：高血压。能改善头晕头沉、失眠、肢麻等症状。

〈处方三〉

取穴：内分泌、肝阳1、降压点、镇静。

操作：将酸枣仁用开水浸泡，去皮，分成两半，备用。耳部常规消毒后，用1厘米×1厘米大小的胶布，将剖开的酸枣仁（酸枣仁的剖面置于胶布上，光滑面对准贴压的耳穴处）贴于内分泌、肝阳1、降压点、镇静穴上。两耳穴位交替贴压，3日更换1次，10次为1个疗程。贴压期间每日自行按捏穴位3~5次，每次以使耳穴局部有酸胀感为度。

适应证：高血压。能改善头晕、心烦、失眠等症状。

处方四

取穴：降压沟、肝、胆、交感、肾、神门、枕、肾上腺。

操作：耳部常规消毒后，用0.5厘米×0.5厘米大小的胶布，把王不留行籽分别贴压于降压沟、肝、胆、交感、肾、神门、枕、肾上腺穴上。通常每次选取4个穴位，两耳穴位交替贴压，3日更换1次，10次为1个疗程。贴压期间每日自行按捏穴位3~5次，每次以使耳穴局部有酸胀感为度。

适应证：高血压。能改善头痛、心悸、失眠等症状。

处方五

取穴：降压沟、降压点、神门、内分泌、脑、肾。

操作：耳部常规消毒后，用0.5厘米×0.5厘米大小的胶布，把王不留行籽分别贴压于降压沟、降压点、神门、内分泌、脑、肾穴上。通常每次选取4个穴位，两耳穴位交替贴压，3日更换1次，10次为1个疗程。贴压期间每日自行按捏穴位3~5次，每次以使耳穴局部有酸胀感为度。

适应证：高血压。能改善头晕失眠、肢体麻木等症状。

处方六

取穴：心、神门、肝、肾、降压沟、交感、皮质下、脑。

操作：耳部常规消毒后，用0.8厘米×0.8厘米大小的麝香止痛膏，把磁珠分别贴压于心、神门、肝、肾、降压沟、交感、皮质下、脑穴上。通常每次选取4个穴位，两耳穴位交替贴压，贴压期间每日自行按捏穴位3~5次，3日更换1次，3~5次为1个疗程。

适应证：高血压。能改善头晕耳鸣、心烦失眠等症状。

〈处方七〉

取穴：角窝上、交感、降压沟、心、神门、高血压点、皮质下。

操作：耳部常规消毒后，用0.8厘米×0.8厘米大小的消炎止痛膏，把磁珠分别贴压于角窝上、交感、降压沟、心、神门、高血压点、皮质下穴上。通常每次选取4个穴位，两耳穴位交替贴压，贴压期间每日自行按捏穴位3~5次，3日更换1次，3~5次为1个疗程。

适应证：高血压。能改善头痛头晕、耳鸣心烦、肢麻等症状。

〈处方八〉

取穴：神门、交感、降压点、心、肝、脾、肾、内分泌、高血压点、胃、小肠、降压沟。

操作：耳部常规消毒后，用0.5厘米×0.5厘米大小的胶布，把王不留行籽分别贴压于神门、交感、降压点、心、肝、脾、肾、内分泌、高血压点、胃、小肠、降压沟穴上。通常每次选取4个穴位，两耳穴位交替贴压，3日更换1次，10次为1个疗程。贴压期间每日自行按捏穴位3~5次，每次以使耳穴局部有酸胀感为度。

适应证：高血压。能改善头晕、失眠、肢麻等症状。

22 应用耳穴贴压疗法调治高血压应注意什么？

咨询： 我是高血压患者，这些年一直坚持服降压药，血压控制得还不错，可不知为什么，近段时间总感觉头晕、心烦急躁，想了好多办法，效果都不太好。昨天我们单位的老刘弄了个耳穴贴压处方，让我试一试，我想知道**应用耳穴贴压疗法调治高血压应注意什么？**

解答： 耳穴贴压疗法虽然降低、稳定血压的作用有限，但在改善高血压患者头晕头痛、心烦急躁、失眠多梦等自觉症状方面，确实有一定的疗效。为了保证耳穴贴压法调治高血压安全有效，避免不良反应发生，在使用耳穴贴压法调治高血压时，应注意以下几点。

（1）注意常规清洁消毒。在进行耳穴贴压治疗时，应对耳郭皮肤、所用压料以及施术者的双手进行常规消毒，以预防交叉感染及耳部感染的发生。如耳部出现感染者，应及时进行对症处理。

（2）恰当选取耳部穴位。应用耳穴贴压法调养高血压时，要结合耳穴的功能及主治病证等，选择适当的耳穴进行贴压治疗。在耳穴处方确定后，可用探针、火柴头、针柄等，在选用的穴区内寻找反应点（压痛点）。

（3）注意耳穴治疗禁忌证。耳穴贴压安全有效，并无绝对禁忌证，但对过度疲劳、衰弱，极度紧张、敏感，老年体弱者，以及孕妇特别是有习惯性流产史的孕妇等，禁用耳穴贴压法。耳部有炎症及冬季有冻疮者，均不宜采用耳穴贴压法。对胶布、麝香止痛膏等贴用材料过敏者，也不宜用耳穴贴压法。

（4）耳压者宜定时刺激。应用耳压疗法者，在贴压耳穴期间应每日定时按压耳穴，要求手法轻柔、适度，节律均匀，按压后以有酸、麻、胀、痛、灼热的感觉为宜，严防手法力度过重损伤耳部皮肤。注意在晚睡前半小时按压耳穴 1 次，以提高疗效。

（5）注意配合其他疗法。耳穴贴压法调治高血压的作用有限，单独应用者少见。在应用耳穴贴压法的同时，应注意与药物治疗、饮食调养、起居调摄等治疗调养手段配合，以提高临床疗效。

23 调治高血压可选用哪些足浴处方？

咨询： 我今年 52 岁，患高血压已多年，近几年一直服用硝苯地平，血压控制得还不错，可就是时常心烦失眠，双下肢麻木不舒服。听一病友说他用足浴的方法调治心烦失眠、双下肢麻木效果不错，我也想试一试，请问：**调治高血压可选用哪些足浴处方？**

解答： 足浴疗法是用中药煎取药液浸泡双脚以达到防病治

病目的的一种自我保健手段，也是常用的中医外治方法之一。高血压患者通过足浴，确实能达到稳定血压，缓解头晕头痛、心烦急躁、失眠健忘、肢体麻木等自觉症状的目的。下面给您介绍几则调治高血压的足浴处方，您不妨在当地医生的指导下试用一下。

《处方一》

原料：吴茱萸 15 克，知母 18 克，黄柏 12 克，川牛膝 30 克，生地 24 克，生牡蛎 50 克。

用法：将上药加水浸泡 30 分钟，水煎取汁，趁热洗浴双脚。通常每次洗浴 20~30 分钟，每日洗浴 1~2 次。

功效：清热燥湿，平肝除烦。

适应证：脾虚肝旺型、阴虚阳亢型高血压，可减轻头晕头痛、面红目赤、口干口苦、心烦失眠、肢体麻木不适等症状。

《处方二》

原料：牡蛎、罗布麻叶各 15 克，吴茱萸、夜交藤、豨莶草各 10 克。

用法：将上药加水浸泡 30 分钟，水煎取汁，趁热洗浴双脚，并按揉涌泉穴。通常每次洗浴 20~30 分钟，每日洗浴 1~2 次。

功效：滋阴潜阳，镇肝息风，补脑安神。

适应证：肝火亢盛型、阴虚阳亢型及肝肾阴虚型高血压，能减轻头痛头晕、心烦失眠、肢体麻木不适等症状。

《处方三》

原料：夏枯草、柳梢嫩叶各 30 克。

用法：将夏枯草、柳梢嫩叶分别晒干，粉为粗末，用时倒入沸水中浸泡片刻，趁热洗浴双脚。通常每次洗浴20~30分钟，每日早、晚各洗浴1次。

功效：清热凉肝，息风。

适应证：肝火亢盛型、阴虚阳亢型高血压，可减轻头晕头痛、面红目赤、心烦失眠、肢体麻木不适等症状。

〈处方四〉

原料：桑叶30克，菊花40克，钩藤20克，夏枯草36克。

用法：将上药加水浸泡30分钟，水煎取汁，趁热洗浴双脚。通常每次洗浴20~30分钟，每日洗浴1~2次。

功效：平肝潜阳，清热安神。

适应证：肝火亢盛型、阴虚阳亢型高血压，可减轻头晕头痛、面红目赤、心烦急躁、失眠多梦、肢体麻木不适等症状。

〈处方五〉

原料：茺蔚子50克，桑树皮、桑叶各30克。

用法：将上药加水浸泡后，水煎取汁约1500毫升，稍凉后倒入脚盆中，趁热洗浴双脚，并配合按揉涌泉穴。通常每次洗浴20~30分钟，每晚睡前洗浴1次。

功效：清肝泻火，平肝明目。

适应证：肝火亢盛型高血压，可减轻头晕头痛、面红目赤、心烦失眠等症状。

〈处方六〉

原料：红花12克，菊花18克，白芍30克。

用法：将上药加水浸泡30分钟，水煎取汁，趁热洗浴双脚。通常每次洗浴20~30分钟，每晚睡前洗浴1次。

功效：平肝清热，活血止痛。

适应证：瘀血阻络型、肝火亢盛型高血压，能减轻头痛头晕等症状。

〈处方七〉

原料：生地20克，桑寄生30克，青葙子15克，冰片少许。

用法：将生地、桑寄生、青葙子加水浸泡30分钟，水煎取汁，再加入冰片搅匀，趁热洗浴双脚。通常每次洗浴20~30分钟，每日洗浴1~2次。

功效：滋肝肾，清肝火。

适应证：肝肾阴虚型、阴虚阳亢型及肝火亢盛型高血压，可减轻头晕头痛、心烦急躁、失眠多梦等症状。

24 应用足浴疗法调治高血压应注意什么？

咨询： 我今年57岁，患高血压已十多年，正在服用硝苯地平控释片等治疗，前天我儿子给我购买了一个足浴按摩器，我想用足浴疗法调理一下我的高血压，听说足浴疗法有很多注意点，请问：<u>应用足浴疗法调治高血压应注意什么？</u>

解答：当今，足浴的保健治病价值越来越被人们所重视，足浴疗法已走入千家万户。为了保证足浴疗法调治高血压的安全有效，在应用足浴疗法调治高血压时，应注意以下几点。

（1）依病情需要选用足浴处方。掌握足浴疗法的适应证和禁忌证，如足部皮肤有破损者不宜使用足浴疗法。由于高血压的证型很多，而不同的足浴处方又有不同的使用范围，所以应依中医辨证分型的不同恰当选用足浴处方。

（2）掌握好药液的用量和温度。足浴所用的药液不宜过少，应以能浸泡到双足踝部为宜。药液的温度应适当，不宜过热或过凉，可根据患者的承受能力进行调整，以患者能耐受为度，药液温度下降时应适当再加热。

（3）注意药液保管及浴后避风。足浴药1剂可使用2~3次，但夏季应当日煎药当日用，药液应存放于低温处，以免变质。足浴后要及时用干毛巾擦干双脚，注意避风防凉，以免引发其他疾患。

（4）注意与其他治疗方法配合。足浴疗法调治高血压病的作用有限，通常作为一种自我调养手段与其他治疗方法配合应用，单独应用者罕见。临床中应注意与药物治疗、针灸疗法、运动锻炼等其他治疗调养方法配合，并注意饮食调理、情志调节及起居调摄，以提高疗效。

25 调治高血压常用的药枕有哪些？

咨询： 我今年48岁，半月前查出患有高血压，正在服用降压药治疗，血压虽然控制得不错，可还总感觉头晕头痛、急躁易怒、心烦失眠。昨天从电视上看到药枕能有效改善高血压患者的自觉症状，我想试用一段时间，请问：调治高血压常用的药枕有哪些？

解答： 药枕确实能改善高血压患者头晕头痛、急躁易怒、心烦失眠等自觉症状，您可以在服用降压药物治疗的同时，配合枕用药枕进行调治，不过应注意制作的药枕大小和厚度要合适，选用的装填物要对症，最好在有经验医生或保健专家的指导下进行。下面介绍几个调治高血压常用的药枕，供您参考。

（1）枯草藤桑枕

原料：夏枯草200克，钩藤150克，冬桑叶250克。

制作：将夏枯草、钩藤、冬桑叶分别晒干，粉为粗末，混匀后用纱布包裹缝好，做成薄型枕芯，置于普通枕之上面。

功效：平肝息风，清热降压。

适应证：肝火亢盛型、阴虚阳亢型高血压。能缓解头晕头痛、耳鸣心烦、失眠等症状。

（2）石草决明枕

原料：石决明1500克，决明子1000克。

制作：将石决明粉为粗末，与晒干的决明子充分混匀后，用纱布包裹缝好，装入枕芯，制成药枕。

功效：平肝潜阳，明目降压。

适应证：肝火亢盛型、阴虚阳亢型高血压。能缓解头晕头痛、耳鸣心烦、失眠等症状。

（3）桃叶荷叶枕

原料：桃树叶、荷叶各等份。

制作：将桃树叶、荷叶分别晒干，粉为粗末，混匀后用纱布包裹缝好，做成薄型枕芯，置于普通枕之上面。

功效：化痰降浊，活血化瘀。

适应证：瘀血阻络型、痰浊内蕴型高血压。能缓解头晕头痛、心烦失眠、肢体困重等症状。

（4）决明二花枕

原料：石决明300克，白菊花、玫瑰花各250克。

制作：将白菊花、玫瑰花分别晒干，粉为粗末，与打碎的石决明充分混匀后，用纱布包裹缝好，做成薄型枕芯，置于普通枕之上面。

功效：平肝潜阳，行气活血，镇静安神。

适应证：肝肾阴虚型、阴虚阳亢型及瘀血阻络型高血压。能缓解头晕头痛、耳鸣心烦、失眠等症状。

（5）绿豆芝麻枕

原料：绿豆1200克，芝麻1800克。

制作：将绿豆、芝麻分别晒干，混匀后用纱布包裹缝好，装入枕芯，制成药枕。

功效：滋阴养血，清凉降压。

适应证：气血不足型、肝肾阴虚型及阴虚阳亢型高血压。能缓解头晕头痛、心悸失眠、神疲乏力等症状。

（6）菊艾虎杖降压枕

原料：白菊花、艾绒、夜交藤、虎杖各100克，丹皮、枸杞子、白芷各30克，冰片10克。

制作：将白菊花、艾绒、夜交藤、虎杖、丹皮、白芷分别晒干，粉为粗末，与冰片及晒干的枸杞子充分混匀后，用纱布包裹缝好，做成薄型枕芯，置于普通枕之上面。

功效：平肝降压。

适应证：肝火亢盛型、阴虚阳亢型高血压。能缓解头晕头痛、耳鸣心烦、失眠多梦等症状。

（7）芝麻菟丝豆石枕

原料：黑芝麻250克，菟丝子120克，黑豆180克，磁石150克。

制作：将黑豆晒干，粉为粗末，磁石打碎，与晒干的黑芝麻、菟丝子充分混匀后，用纱布包裹缝好，做成薄型枕芯，置于普通枕之上面。

功效：滋阴助阳，补肾填精，降压定眩。

适应证：阴阳两虚型、气血不足型高血压。能缓解头晕头沉、身困乏力、心悸失眠等症状。

（8）蚕沙菊草菖蒲枕

原料：晚蚕沙、白菊花、夏枯草、灯芯草、石菖蒲各等份。

制作：将夏枯草、灯芯草、石菖蒲分别晒干，粉为粗末，再与晒干的白菊花、晚蚕沙一同混匀，用纱布包裹缝好，装入枕芯，制成药枕。

功效：清热，平肝，降压。

适应证：肝火亢盛型、阴虚阳亢型高血压。能缓解头晕头痛、心烦急躁、失眠多梦等症状。

26 应用药枕调治高血压应注意什么?

咨询： 我患高血压已多年，一直服用降压药治疗，血压控制得还不错，不过最近一段时间总感觉头晕耳鸣、心烦，服用半个月的杞菊地黄丸也不见好转。前天我们单位的老马给弄了个药枕配方，让我制作一个药枕调理一下，请问：**应用药枕调治高血压应注意什么?**

解答： 采用药枕调治高血压，对改善或消除高血压患者头晕耳鸣、心烦失眠等自觉症状确实有一定的疗效，您可以自己制作一个药枕枕用一段时间试一试。为了使药枕能达到应有的治疗保健效果，避免不良反应发生，在应用药枕调治高血压时，除应注意药物的选择及加工处理、药枕的制作方法外，还应做到正确地使用药枕。

（1）辨证选用药枕。不同的药枕有不同的使用范围，要根据中医辨证结果正确选择药枕，不能不加分析地乱用。虽然药枕疗法无特殊禁忌证，也无明显不良反应，老少皆宜，但若使用不当，不仅难以达到应有的效果，还会给身体造成不适，因此应在医生的指导下正确使用药枕。

（2）注意枕用时间。应注意药枕的枕用时间应适当，药枕是通过睡觉时枕用以达到防治疾病目的的，一般每天至少要枕用 6 小时以上。由于药枕疗法显效较慢，所以使用药枕不能急于求成，要有耐心，做到持之以恒，缓图以功。

（3）处理各种不适。对枕用之药物过敏者禁用药枕疗法。使用药枕后若出现头晕头痛、恶心呕吐、荨麻疹、皮肤潮红发痒等症状，应停止使用，必要时给予对症处理。孕妇则应禁止使用辛香活血通经之药物。为了减少药枕疗法引起的口、鼻、咽干燥以及口渴多饮等症状，最好在每次枕用前饮1小杯温开水，并在白天适当增加一些饮水量。

（4）定期更换药物。注意保持药枕干燥、清洁，每夜枕用后应用塑料袋装好密封存放，防止有效成分散发，并置于阴凉干燥处，以防霉变。一般药枕使用2~3周后，应置于阳光下晾晒1次（1小时左右），以保持枕形及药物的干燥度。

药枕虽好，但其作用有限，只能作为一种辅助调养手段。在应用药枕疗法的同时，还应注意与药物治疗、针灸疗法、运动锻炼等其他治疗调养方法配合，并注意饮食调理、情志调节及起居调摄，以发挥综合治疗的优势，提高临床疗效。

27 调治高血压可选用哪些敷贴处方？

咨询：我们单位的刘师傅，患高血压已多年，每遇心烦失眠，他都配合中药敷贴进行调理，效果很好。我也患有高血压，出现心烦失眠已经3周，想用敷贴法调理一下，但苦于没有敷贴的处方，请问：**调治高血压可选用哪些敷贴处方？**

解答：中药敷贴虽然降低和稳定血压的作用较弱，但能显著改善或消除高血压患者头晕头痛、心烦急躁、失眠多梦等诸多身体不适，您现在心烦失眠，用中药敷贴法进行调治是合适的。适用于调治高血压的敷贴处方有很多，下面介绍一些临床常用者，供您参考。

〈处方一〉

配方：吴茱萸、肉桂、菊花各等份，鸡蛋清适量。

用法：将吴茱萸、肉桂、菊花分别研为细末，混匀。用时取药末 10 克，用鸡蛋清调成糊状，于每晚睡前敷贴于双足底之涌泉穴，用纱布覆盖，胶布固定，次日早晨去掉。

功效：平肝降火，明目降压。

适应证：肝火亢盛型、阴虚阳亢型高血压。能改善头晕头痛、急躁急怒、失眠多梦等症状。

〈处方二〉

配方：白芥子 30 克，胆南星、白矾各 15 克，川芎、郁金各 10 克，生姜汁适量。

用法：将白芥子、胆南星、白矾、川芎、郁金分别研为细末，混匀后用生姜汁调成膏状。用时取适量药膏，敷于肚脐上，用纱布覆盖，胶布固定。通常每日敷贴 1 次，15 次为 1 个疗程。

功效：息风化痰，理气活血。

适应证：痰浊内蕴型、脾虚肝旺型及瘀血阻络型高血压。能缓解头晕头痛等症状。

〈处方三〉

配方：天南星 3 克，附子 2 克，米醋适量。

用法：将天南星、附子分别研为细末，混匀后用米醋调成糊状，分敷于双足底之涌泉穴，用纱布覆盖，胶布固定。通常每日敷贴1次，于晚睡前敷贴，次日早晨去掉。

功效：祛风散寒，引热下行，止痛降压。

适应证：高血压。能改善头晕头痛、心烦急躁、失眠多梦等症状。

28 应用敷贴疗法调治高血压应注意什么？

咨询： 我今年59岁，患高血压、冠心病已多年，一直坚持服药治疗，血压控制得比较理想，多次复查心电图也都正常，不过近段时间时常头晕头痛。昨天有一病友给我一个药物敷贴方，我想试一试，但又不放心，我想知道：应用敷贴疗法调治高血压应注意什么？

解答： 为了保证药物敷贴法调治高血压安全有效，避免不良反应发生，在应用药物敷贴法调治高血压时，应注意以下几点。

（1）注意局部消毒：敷药的局部要注意进行清洁消毒，可用75%酒精或碘伏作局部皮肤擦拭，也可用其他消毒液洗净局部皮肤，然后敷药，以免发生感染。

（2）做到辨证选药：外敷药和内服药一样，也应根据病情的不同辨证选药，方能取得好的治疗效果，切不可不加分析地乱用。敷贴疗法必须在医生的指导下，掌握操作要领和注意事项，根据敷贴疗法的适应证选择患者，严禁有敷贴禁忌证者进行敷贴治疗。

（3）正确选穴敷药：在应用穴位敷药时，所选取的穴位不宜过多，每穴用药量宜小，贴敷面积不宜过大，时间不宜过久，高血压患者常以神阙穴、涌泉穴为主要施治穴位。要注意外敷药物的干湿度，过湿容易使药糊外溢，太干又容易脱落，一般以药糊为稠厚状有一定的黏性为度。

（4）重视不良反应：一些刺激性较大的药物对皮肤有一定的刺激作用，可引起局部皮肤红肿、发痒、疼痛、起疱等不良反应；有些患者敷药后还可出现皮肤过敏等现象，还有些患者对胶布或伤湿止痛膏过敏。对这些患者应及时予以对症处理，或改用其他治疗调养方法。敷贴部位皮肤有破损者及伴有其他重病者，不宜采用敷贴疗法。

敷贴疗法虽然能改善高血压患者的自觉症状，但其降低和稳定血压的作用不太明显，只适宜于病情较轻的高血压患者改善自觉症状使用，对于重证患者则非本法所适宜。敷贴疗法通常与其他治疗调养方法配合应用，以发挥综合治疗的优势，提高临床疗效，单独使用者较少。

29 推拿或按摩疗法能调治高血压吗？

咨询： 我今年67岁，患高血压已多年，一直坚持服用降压药物。让人苦恼的是近段时间不仅血压不稳了，还总是感觉头晕头沉，睡眠也变差了。昨天我上网咨询了一下医生，说可以配合推拿或按摩调理一下，我是将信将疑，请问：**推拿或按摩疗法能调治高血压吗？**

解答： 推拿、按摩，是通过按、压、拿、摩等手法作用于人体体表的特定穴位或部位，给机体一定的良性刺激，以调节人体的生理、病理状态，达到防病治病目的的一种传统治疗手段，也是中医独具特色的治疗方法之一。

推拿及按摩治病在我国已有悠久的历史，由于其方法简便，行之有效，适应证广泛，不需要耗费过度的精力，不增加患者的经济负担，也不会产生明显的不良反应，老少皆宜，所以深受人们的欢迎。推拿及按摩疗法不仅可舒筋通络、解痉止痛、复位关节、理筋整复，还可促进血液、淋巴液循环，调节神经系统和内脏器官的功能，增强机体抗病能力。

高血压患者根据病情的需要，选用适宜的手法和穴位进行推拿、按摩，可改善大脑皮质功能，增强脑内血液循环，使血管扩张、血流通畅，这对减轻头晕头痛等症状，稳定、降低血压，防治脑动脉硬化均有良好的作用。通过治疗，可调节自主神经功能，缓解大脑的紧张度，松弛神经的紧张状态，使兴奋与抑制达到平衡，有助于缓解头晕头痛、心烦急躁等症状，改善睡眠。同时还可以调整微血管的舒缩状态，降低外周血管阻力，使血压下降。

推拿、按摩疗法是高血压患者自我调养的重要手段之一，高血压患者可在医生的指导下进行推拿或按摩疗法。

30 应用推拿或按摩疗法调治高血压应注意什么？

咨询： 我是高血压"老病号"，一直坚持服用降压药物。近段时间不知为什么，不仅血压波动明显，还出现了头晕心烦、心悸失眠。我听说在服用降压药物的同时配合按摩，能稳定血压，改善头晕心烦、心悸失眠，我想试一试，请问：**应用推拿或按摩疗法调治高血压应注意什么？**

解答： 高血压患者在服用降压药物的同时配合适当推拿或按摩，能稳定血压，改善头晕头痛、心烦失眠等自觉症状，所以深受高血压患者的欢迎。为了获得满意的疗效，避免意外事故发生，在应用按摩疗法调治高血压时，应注意以下几点。

（1）选择适宜环境和体位。应用按摩疗法调治高血压时，应选择在安静、幽雅、空气清新的环境中进行，要保持心平气和，采取放松舒适的体位。寒冷季节应注意室内温度，以防受凉感冒。

（2）注意采用适宜手法。应用推拿或按摩疗法调治高血压应根据病情辨证论治，按补泻的不同正确施用手法，切不可不加分析地乱用。要根据不同的要求选用不同的手法，同时手法应力求轻柔和缓，动作宜轻、慢，节律要均匀，保持适宜的用力强度，用力不宜过大，切忌用重力或蛮力。自我按摩应在医生的指导下，在了解注意事项并掌握操作要领后进行。

（3）掌握按摩的适应证。要注意治疗的适应证，严防有禁忌证的高血压患者进行按摩治疗。对于病情较重的Ⅲ期高血压患者，尤其是高血压危象者，不宜采用推拿或按摩疗法。

（4）做到持之以恒。应用推拿或按摩疗法调治高血压，必须做到持之以恒，要有信心和耐心，从整体着眼，局部着手，长期按摩，切忌三天打鱼，两天晒网。

推拿或按摩疗法虽然安全有效，但其调治高血压的作用相对较弱，取效较慢。为了提高临床疗效，在应用此疗法的同时，还应注意与药物、针灸、运动、情志调节以及饮食调养等方法相互配合。

31 如何用四步推拿法改善高血压患者的自觉症状？

咨询： 我患高血压已多年，一直坚持服用西药降压药，血压控制得还不错，但还是时常感到头晕头痛、头胀头沉、心烦失眠，昨天听病友说四步推拿法能改善高血压患者的自觉症状，我准备试一试，请问：如何用四步推拿法改善高血压患者的自觉症状？

解答：四步推拿法选自李亚平主编《高血压中医保健》一书，坚持运用四步推拿法，确实能收到稳定、降低血压，改善或消除高血压患者头晕头痛、头胀头沉、心烦急躁、失眠多梦等诸多症状的效果，下面介绍一下具体推拿方法。

第一步：患者取适当的体位，采用一指禅推法，从印堂直线向上到发际，往返5次；再从印堂沿眉弓至太阳，左右各往返3次；接着采取抹法，在前额、上下眼眶及鼻翼旁，从人体前正中线向两侧分别轻抹2分钟左右；继而采用扫散法，在两侧头颞部各施术1分钟。

第二步：患者取适当的体位，采用五指拿法，从前发际开始缓慢向后发际提捏，由前向后共6遍；接着采用一指禅推法，从颈后风府沿颈椎向下推至大椎，往返5遍；然后采用揉法，在颈椎两侧，上下反复按揉5遍；最后采用三指拿法，在风池、天柱上各施术1分钟。

第三步：患者取适当的体位，采用揉法，按揉双侧肺俞、心俞、膈俞各1分钟；接着按揉两侧曲池、内关各1分钟；然后采用全掌擦法，在肩背部横擦约3分钟，以治疗部位有温热感为度；随后采用小鱼际擦法，在肾俞、命门及整个腰骶部横擦约3分钟，以局部有温热感为度；最后采用小鱼际擦法，在足底之涌泉上加压摩擦约2分钟，以足心有温热感为度。

第四步：患者取适当的体位，采用一指禅推法，在中脘、大横上各施术2分钟；接着采用揉法，在气海、关元上各施术2分钟；最后采用掌摩法，在腹部按顺时针方向摩动3分钟。

以上四步可依顺序全部操作，每天1次或隔日1次，也可将第一、第三步分为一组，第二、第四步分为一组，每天操作一组。只要坚持治疗，定能收到稳定、降低血压，改善或消除高血压病患者自觉症状的效果。

32 怎样用按摩降压止眩法调治高血压？

咨询：我今年51岁，前天刚确诊患有高血压，医生交代我要注意控制饮食，坚持运动锻炼，按时服用降压药物，同时可配合按摩降压止眩法进行调治。请问：**怎样用按摩降压止眩法调治高血压？**

解答：按摩降压止眩法调治高血压，以攒竹、太阳、百会、风府、风池、大椎、降压沟、曲池、内关、神门、合谷、承山、三阴交、足三里、太冲、涌泉、印堂等穴为治疗重点，进行按摩治疗，通常每日操作1~2次，坚持按摩确实能达到稳定、降低血压，缓解高血压患者头晕头痛、心烦失眠等自觉症状的效果。下面介绍一下具体按摩方法，希望对您有所帮助。

操作时患者取适当的体位，先用推印堂的方法，双手食指至小指并拢，扶于前额，拇指指腹快速轻轻向上擦摩印堂1~2分钟，使之有清醒舒适感；再用分推两颞的方法，将两手搓热，两手食指至小指并拢，以手指的指面在前额中线向两侧颞部分推16~20次，并自攒竹向太阳分推16~20次，按揉攒竹、太阳各半分钟。

接着将五指分开，如用梳子梳头一样，从前发际经百会，向后梳至后发际，反复进行16~20次，并按揉百会、风池、风府各半分钟；再用食指、中指、环指指面，从风府至大椎，在颈后自上而下按揉，反复操作 3~5 次，并按揉大椎约 1 分钟。之后采用指擦降压沟的方法，将两手食指与中指分开，以食指的尺侧缘分别附着在耳后降压沟（在耳背部耳甲隆起处外缘凹沟的上 1/3 处），两手食指在降压沟处反复擦动，至耳后穴区出现热感为止。

患者再取坐位，将两手搓热，采用浴面的方法，先擦前额部，次擦前额两侧，再擦面颊，每个部位各擦 1~3 分钟，而后擦整个颜面部，以颜面透热为度。最后采用指揉四肢穴位的方法，先按揉上肢的曲池、内关、神门、合谷，每穴约半分钟，左右两侧上肢各按揉 1 次；再按揉下肢的承山、三阴交、足三里、太冲，每穴约半分钟，左右两侧下肢穴位各按揉 1 次；并揉擦双足底之涌泉至发热，结束治疗。

33 怎样用头颈腰肢按摩法调治高血压？

咨询： 我患高血压已多年，一直坚持服用降压药物，血压控制得还不错。近段时间由于操心劳累的原因，不仅血压波动，还出现了头晕头痛、身体困乏、心烦失眠等症状，听说我这种情况可用头颈腰肢按摩的方法调治，我想了解一下**怎样用头颈腰肢按摩法调治高血压？**

解答： 头颈腰肢按摩法以风府、后顶、百会、前顶、神庭、本神、头维、脑空、风池、大椎、长强、大杼、气海俞、肾俞、脾俞、肝俞、心俞、肩髃、曲池、内关、合谷、足三里、三阴交、太冲、涌泉为重点穴位，按头颈、腰部和四肢的顺序进行按摩治疗，通常每日操作 1~2 遍。坚持按摩能达到稳定、降低血压，缓解高血压患者头晕头痛、心烦失眠等自觉症状的目的。下面是具体操作方法。

患者取坐位，头微仰，闭目，施术者立于其后，双手拇指相并，其余 4 指置于头两侧颞部，分别按揉风府、后顶、百会至前顶，止于神庭，然后双手拇指分向两边，揉按两侧的本神、头维、脑空至风池，每次揉按 3~5 分钟。接着在头顶部用五指拿法，至颈项部改用三指拿法，从百会向后下方，再沿颈椎两侧拿至大椎两侧，重复 3~4 次，并重点按摩百会、风池、大椎。继之用一指禅推法，从风府沿颈椎向下至大椎往返治疗，时间约 2~3 分钟。

患者再取俯卧位，施术者坐于患者一侧，从长强开始，用手掌大小鱼际部沿脊柱向上推按至大杼，再由大杼向下推按至长强，如此反复 2~3 次，并重点按点气海俞、肾俞、脾俞、肝俞、心俞。之后从足三里开始至足踝部，用拿捏法拿捏双下肢小腿，并分别点按足三里、三阴交、太冲、涌泉 3~5 次。最后患者取坐位，伸出前臂，施术者一手托住患者前臂，另一手拇指按揉肩髃、曲池、内关、合谷各 1 分钟，结束治疗。

34 怎样用上中下三部按摩法调治高血压？

咨询：我是个高血压患者，想在服用降压药物的同时配合按摩调理一段时间。我在书上看到上中下三部按摩法能调治高血压，准备采用这一按摩方法，我要问的是<u>怎样用上中下三部按摩法调治高血压？</u>

解答：上中下三部按摩法分为按摩头颈及上肢、按摩背部和腹部，以及按摩下肢，坚持应用能稳定、降低血压，缓解高血压患者头晕头痛、心烦失眠等自觉症状，也是辅助调治高血压的常用方法之一。下面给您介绍一下具体操作方法。

患者取适当的体位，首先按摩头颈及上肢，施术者用五指拿法从前发际缓慢移动拿向后发际，反复操作 3~5 次，点揉印堂、百会、风府各 1 分钟；用双手手指抹前额 6~10 次，用双掌从太阳向风池推 4~6 次，并点揉太阳、风池各 1 分钟；之后由风府向下，拿捏颈项部 2~3 分钟；由肩井经曲池，拿搓上肢至手部，并点揉肩井、曲池、内关、神门、合谷各半分钟。

接着按摩背部和腹部，先由身柱至命门，用拇指平推背部脊柱两侧肌肉，从上向下，反复操作 3~5 次，并点按身柱、命门穴各半分钟；之后用掌根缓缓揉摩整个腹部 3~5 分钟，并点按右梁门 1~3 分钟。

最后按摩下肢部，先用双手握住左侧大腿根部，两手一边按揉大腿两侧肌肉，一边向小腿推按，从上向下推按至足踝，如此反复操作3~5次，并点揉足三里、承山、三阴交各半分钟；之后用同样的方法按摩右下肢。随之搓揉双足底之涌泉各1分钟，结束治疗。

35 怎样用背部推按法调治高血压？

咨询：我今年56岁，患高血压已多年，一直服用降压药物治疗，血压控制得比较满意。近段时间不知为什么，不仅血压波动明显，还总感觉头晕头痛，昨天我听有的病友说用背部推按法调治的效果很好，我想了解一下：怎样用背部推按法调治高血压？

解答：高血压是一种难以根除的慢性病，按摩疗法虽然能有效改善高血压患者头晕头痛、心烦失眠等诸多症状，但其降低、稳定血压的作用有限。您想用背部推按法调治高血压，缓解头晕头痛等诸多身体不适是可以的，不过应当在服用降压药物的基础上进行，切不可盲目相信按摩治疗高血压的效果。背部推按法通常每日操作1~2次，下面是具体操作方法。

患者取坐位或俯卧位，施术者立于患者背后或适当位置，由上而下进行操作。用两手食指和中指按住患者的两侧肩井，用右手拇指缓推风府、哑门10~15次，之后用左右手拇指共同按住大椎，并用力按压，使患者感觉有气下行为止，时间为半分钟至1分钟。

仍用两手食指和中指按住患者的两侧肩井，两手拇指按住两风门揉拨，时间约 1 分钟；而后用右手拇指和食指、中指按住两风门部位的大筋，用左手拇指和中指先扣按两肺俞，时间约半分钟，再扣按两膏肓部位的筋不动，右手拇指和食指、中指顺背伸肌向下按拨，到两膏肓即扣住不动，随即用左手拇指和中指按住两脾俞部位的大筋，右手拇指和食指、中指，由膏肓顺其背伸肌向下按拨至两脾俞为止。

接着用右手中指按住大椎穴部位，用左手拇指、食指和中指扣按住肾俞部位，往里合按住不动，时间约 1 分钟；继而用两手掌从上到下顺推脊背部3~4次。然后用双手拇指按压大椎，双手中指按压两侧肩井，时间约 1 分钟。最后用双手拇指按压两侧肺俞，同时向上提拨 1 分钟，结束治疗。

36 怎样用三线循经按摩法调治高血压？

咨询： 我患高血压已6年，一直坚持服药治疗，血压控制得不错，但还是时常感到身困乏力、头胀头痛。听说配合三线循经按摩能降低、稳定血压，缓解高血压引起的身体不舒服。请您告诉我：**怎样用三线循经按摩法调治高血压？**

解答： 三线循经按摩法以穴位为重点，从身体两侧、前部、背部由上到下进行按摩，是调治高血压常用的按摩方法之一，坚持应用能稳定、降低血压，缓解高血压患者头晕头痛、心烦失眠等自觉症状，下面是具体操作方法。

操作时患者取适当的体位，施术者五指并拢，用双手掌或单手掌擦法，按两侧和前、后3条线的顺序，自上而下用指腹和手掌擦摩。通常每次按摩3~6遍，每日操作2次，分早、晚进行，宜长期坚持。

第一条线：从头两侧的头维穴开始，向下按头两侧→颈两侧→两肩→两上臂→肘关节→两前臂→腕关节→两手→十指的顺序，依次擦摩，并依次点揉头维、承灵、风池、肩井、肩髃、曲池、内关各20秒。

第二条线：从面部的印堂开始，向下按面部→颈前→胸部→腹部→两大腿前部→膝关节→两小腿前部→足背→十足趾→两小腿内侧→两大腿内侧的顺序，依次擦摩，并依次点揉印堂、承浆、廉泉、膻中、中脘、气海、髀关、犊鼻、条口、解溪、厉兑、三阴交、阴陵泉、箕门各20秒。

第三条线：从头部的后顶开始，向下按后顶部→项部→背部→腰部→两大腿后部→腘窝→两小腿后部→足跟→足心的顺序，依次擦摩，并依次点揉后顶、风府、大椎、身柱、命门、阳关、承扶、委中、承山、涌泉各20秒。

37 如何用自我按摩法改善高血压患者的自觉症状？

咨询： 我今年 59 岁，是高血压"老病号"，一直坚持服药治疗，血压控制得还不错，但还是时常感到头晕头痛、头胀耳鸣、心烦失眠。听说自我按摩能改善高血压患者的自觉症状，我不清楚具体的操作方法，我想知道<u>如何用自我按摩法改善高血压患者的自觉症状？</u>

解答： 自我按摩法通过局部按摩和对经络穴位的刺激作用，能够改善高血压患者头晕头痛、头胀耳鸣、心烦失眠等自觉症状。其方法简单易行，坚持应用效果良好，下面简要介绍其具体操作方法，供您参考。

操作时患者取坐位，全身放松，双手掌放于两大腿上，闭目静心，自然平静呼吸 5 分钟后，即可按如下顺序进行。

第一节：用中指揉太阳。

第二节：握空拳、伸大拇指，用大拇指揉头维。

第三节：用大拇指指峰揉率谷。

第四节：用大拇指揉风池。

第五节：用中指揉天柱。

第六节：先用双手小鱼际由前额向头部两侧抹擦，再用大鱼际向颈项部两侧抹擦，用力中等。

第七节：用大鱼际自上而下抹擦颈两侧的扶突。

第八节：用拇指按揉曲池。

第九节：用拇指与食指同时捏压内关和外关。

第十节：用拇指按揉阳陵泉。

第十一节：用拇指按揉足三里。

第十二节：站立，两手徐徐抬起，提肩，作扩胸吸气，再徐徐放下两手，同时呼气。

以上手法顺序为从头→颈→上肢→下肢。通常每日自我按摩1~2次，每节按摩1分钟左右，用力中等，以按摩时达到局部有酸胀感为度。

38 如何用自我按摩降压保健操调治高血压？

咨询： 我今年60岁，是高血压"老病号"。我知道按摩不仅是中医治疗疾病常用的方法，也是现代家庭解除疲劳、缓解病痛和保健强身的重要手段，想用自我按摩降压保健操调理一段时间，但苦于不知道具体按摩方法。请问：如何用自我按摩降压保健操调治高血压？

解答： 自我按摩降压保健操通常每日练习2次，坚持应用确实能稳定血压，改善高血压患者头晕头痛、心烦失眠等诸多自觉症状，下面介绍其具体操作方法，供您参考。

预备姿势：患者衣着宽松，取坐位，精神放松，双目轻闭，双足分开与肩同宽，双手平放在大腿上。

（1）明目：用两手拇指面轻轻按揉攒竹，其余4指可固定于前额（8拍×2次）；然后把食指叠压在中指指甲上方，用中指面按揉两侧太阳穴（8拍×2次）。

（2）醒脑：右手拇指翘起，其余4指虚握，用拇指指腹压百会（8拍×2次）；用双手拇指揉两侧率谷（8拍×2次）。

（3）止眩：两手手指交叉抱于后枕部，用两拇指按揉双侧风池（8拍×2次），再用拇指揉双侧天柱（8拍×2次）。

（4）舒心：左手（拇指向内）握着右手上臂，然后用拇指沿手少阴心经体表循行路线极泉——少冲，进行推按，一个8拍循经按揉1遍（8拍×2次）；同样，右手拇指疏理左侧心经2遍（8拍×2次）。

（5）清热：用左手拇指指尖点揉右侧曲池，其余4指固定于右肘部（8拍×2次）；同样，用右手拇指指尖点揉左侧曲池，其余4指固定于左肘部（8拍×2次）。

（6）养心：左手拇指指尖按揉右侧内关，其余4指固定于右腕部（8拍×2次）；同样，按揉左臂内关穴（8拍×2次）。

（7）调气：双手翻掌向上，缓慢平举，同时扩胸做深吸气，然后双手俯掌，手心朝下，缓慢放落，同时做深呼气，如此往复数次，患者全身感到轻松舒畅即可（不计拍数），全套动作结束。

在操作过程中，应注意在两节之间稍做还原停顿，并做预备姿势状。此操每节8拍×2次，一般每1或2拍（口中默念拍数以作配合，速度自行掌握）旋揉穴位1次，以局部感到酸胀微痛为度。此套自我按摩降压保健操，不仅操作简便，且不受时间、地点等限制，患者只要持之以恒（每天自我按摩2次以上）地练习，效果是肯定的。

第三章
自我调养高血压

俗话说，疾病三分治疗，七分调养。这足以说明自我调养在疾病治疗中的重要性。如何选择适合自己的调养手段，是广大高血压患者十分关心的问题。本章详细解答了高血压患者自我调养过程中经常遇到的问题，以便在正确治疗的同时，恰当选择调养手段，只有这样做，才能消除高血压引起的诸多身体不适，保证身体健康。

01 高血压患者还能长寿吗?

咨询: 我父亲去年因高血压并发脑出血去世了,年仅59岁。我今年34岁,也患有高血压,前段时间因高血压并发冠心病心绞痛住院了,现在虽然已经出院,但医生让我坚持服药,并说不可麻痹大意。我很担心自己活不了多长时间了,请问:高血压患者还能长寿吗?

解答: 您的心情完全可以理解,高血压是一种严重影响人们健康和生活质量的常见病、多发病,也是引发冠心病、脑卒中、肾功能衰竭等的危险因素。一旦罹患高血压,若血压控制不好,人长期处于高血压状态,很容易出现各种并发症,大大影响了人们的寿命。所以人们常有高血压患者还能不能长寿的疑问,而且大凡高血压患者多悲观失望,认为得上了高血压,不仅整天需要吃药,其寿命也大为缩短。其实这种顾虑是多余的,如果能及早发现高血压,正规治疗、积极调养高血压,避免出现各种并发症,其预后是良好的,高血压患者照样能长寿。

为了走上长寿之路,高血压患者要树立战胜疾病的信心,保持健康的心态和良好的情绪,按医生的要求坚持服药、定期复查,同时还要做到日常生活有规律,合理安排日常饮食,适当进行运动锻炼。

(1)树立战胜疾病信心:高血压患者要树立战胜疾病的坚定信心,切不可悲观失望,要保持健康的心态和良好的情绪,以积极的态度面对疾病、面对人生，积极致力于疾病的治疗和康复。并且要实事求是地认识和处理心理、社会事件，避免过分喜悦、愤怒、焦虑、恐惧等情绪，学会自我控制，做情绪的主人。

（2）遵从医嘱坚持治疗：要做好病情监测，定期测量血压，定期到医院复查，随时掌握病情的变化，遵从医嘱，在医生指导下坚持治疗。要根据血压的变化及全身状况随时调整治疗方案，使药物治疗和生活起居更具针对性，宜采取中西医结合的方法，根据病情需要坚持应用有科学依据、有预防治疗作用的中西药物，使临床症状消失、血压达到较理想的水平，血脂、血糖等维持在正常水平，同时坚持规律服药，切不可三天打鱼，两天晒网。

（3）合理安排日常饮食：饮食调养在高血压的治疗康复中占有十分重要的地位，日常饮食要科学合理，注意饮食营养的均衡、全面，尤其要克服挑食、偏食、不按时进食等不良的饮食习惯，要戒除吸烟饮酒，注意选取低热量、低胆固醇、低脂肪、低糖、低盐、高纤维素的食物，适当多吃富含维生素及纤维素的新鲜蔬菜及水果，同时还宜根据自己的病情需要选用药膳进行调理。

（4）适当进行运动锻炼：运动锻炼不仅能改变高血压患者的精神面貌，解除精神疲劳，消除焦虑、易怒、紧张等不良情绪，还有利于体内脂肪的代谢，改善组织器官血液灌注，扩张血管，使肥胖者体重减轻，从而使血压下降，是高血压患者自我调养的重要手段，所以高血压患者一定要重视体育锻炼。需要注意的是高血压患者的运动锻炼一定要在医生的指导下进行，根据病情需要合理安排；运动锻炼要严格掌握其运动量，绝对避免过度劳累及剧烈运动，否则不仅难以取得应有的健身效果，还容易使病情加重。

总之，高血压患者绝不能悲观失望，要保持良好的心态，坚持与疾病做斗争。只要坚持长期正确治疗，使血压得到满意控制，防止和减少并发症，高血压患者同样可以和正常人一样尽享天年，照样能长寿。

02 什么是不良的生活方式？改变不良的生活方式指的是什么？

咨询：我 1 月前确诊高血压，自从患病后我特别关注高血压的防治知识，听说不良的生活方式与高血压关系密切，改变不良的生活方式是防治高血压的重要方法。请问：什么是不良的生活方式？改变不良的生活方式指的是什么？

解答：确实像您听说的那样，不良的生活方式与高血压的关系密切，改变不良的生活方式是防治高血压的重要方法。这里所说的不良的生活方式，是指人们日常生活中一些和高血压发生有关的不良生活习惯，主要指饮食不科学、不坚持适当运动、过量饮酒、吸烟、生活起居没有规律以及精神紧张等。

人们应将不良的生活方式改变为健康的生活方式，而健康的生活方式的基本内容包括合理膳食、适量运动、戒烟限酒、心理平衡等。所谓合理膳食即按照科学的方法安排饮食；适量运动是指根据自身情况坚持参加适合自己的运动锻炼；戒烟限酒即不吸烟和限制饮酒的量；心理平衡则是指保持良好的心态。

为了便于理解和记忆，改变不良的生活方式的内容还可以更具体化为以下几句话，大家应当牢牢记住并每天在日常生活中给予实现。这几句话是："不吸烟，管好嘴，迈开腿，好心态，饭吃八成饱，日行万步路。"如果将这几句话与上面的"戒烟限酒、适量运动、合理膳食、心理平衡"对应起来，就是"不吸烟——戒烟限酒""管好嘴——合理膳食""迈开腿——适量运动""好心态——心理平衡"。"管好嘴"的基本要求就是"饭吃八成饱"，"迈开腿"的最基本要求就是"日行万步路"。

03 为什么改变不良的生活方式能使高血压得到控制？

咨询： 我今年42岁，1月前单位体检时发现血压高于正常，后来确诊为高血压，医生说改变不良的生活方式能控制高血压，让我一定注意。请您告诉我：**为什么改变不良的生活方式能使高血压得到控制？**

解答： 这里首先告诉您，改变不良的生活方式不仅能预防高血压的发生，对高血压患者来说，通过改变不良的生活方式确实也能使高血压得到控制。

人自身及外部环境中的一些特定因素会对疾病的发生产生影响，也就是说这些特定因素可以使人容易罹患某种疾病，或者说使人患某种疾病的危险性加大，高血压即是如此。如超重或肥胖、吃盐过多、大量饮酒已被证明可使人患高血压的危险性加大，属于高血压发生的危险因素。

以上这些高血压发生的危险因素大都是生活方式不健康造成的，这些因素可以通过改变不良的生活方式去控制。显然，高血压发生的危险因素得到控制，患高血压的可能性就会降低，即便患了高血压，通过控制其危险因素，改变不良的生活方式，病情也会得到控制，保持相对稳定。

04 饮食与高血压有关吗？

咨询：我今年39岁，从小吃饭口味就比较重，并且喜欢吃红烧肉，1周前因头晕、失眠到医院就诊，检测血压明显高于正常，之后确诊为高血压病。医生说我的高血压可能与饮食不当有关，不过他讲的比较简单，我想进一步了解一下，请问：**饮食与高血压有关吗？**

解答：这里首先告诉您，饮食确实与高血压有关。饮食是影响血压的重要因素，膳食结构不当会直接诱发高血压，钠盐摄入过量、缺钙、缺钾以及脂肪摄入过多，是诱发高血压的重要饮食因素。

（1）钠盐摄入过量：过量的钠在循环系统中能使血压升高，

人体的钠来源绝大部分取自食盐，食盐的摄入量与高血压的发生密切相关。高钠盐摄入是促使血压升高的重要因素，人体摄入过多的钠离子，可造成水钠潴留，血容量增加，同时导致血管平滑肌肿胀，管腔变细，血管阻力增加，从而使血压升高。

（2）缺钙、缺钾：饮食中钙、钾的摄入量与高血压的发病率、血压水平呈负相关，人体钙、钾的摄入量越多，其发生高血压的危险性、血压水平就越低。我国人群普遍摄钙、摄钾不足，膳食高钠低钙、低钾是高血压高发的因素之一。

（3）脂肪摄入过多：近年来，随着人们生活水平的提高，动物性食物摄入量在逐渐增多，高血压的患病率也呈逐年上升的趋势。一般来说，动物性食物中的脂肪多为饱和脂肪酸，植物油则多含不饱和脂肪酸，膳食中不饱和脂肪酸与饱和脂肪酸的比值（简称P/S），反映了膳食中不同脂肪酸的含量。膳食中脂肪酸组成不仅影响血清脂质，而且对血压也有明显影响，膳食中饱和脂肪酸的含量越高，P/S比值越低，则易发生高血压，膳食中不饱和脂肪酸含量越高、P/S比值越高，则不易发生高血压。由于动物性食物中含饱和脂肪酸较高，不饱和脂肪酸较少，而饱和脂肪酸与肥胖、超重、动脉硬化的发生密切相关，食用动物性食物较多者患高血压的机会要比常食素食者多得多，脂肪摄入过多也是高血压发病的一个重要因素。通过减少动物性食物的摄入，降低膳食总脂肪，减少饱和脂肪酸的摄入，以食用含多种不饱和脂肪酸的植物油为主，可有效降低血压。

05 高血压患者为什么要重视饮食调养？

咨询：我今年56岁，1年前查出患有高血压，之后每次到医院就诊，医生都要交代注意饮食调养、戒除饮酒、避免劳累、保持良好的情绪，并说饮食调养是高血压综合治疗的一个重要方面，我不太明白，请问：<u>高血压患者为什么要重视饮食调养？</u>

解答：这里首先告诉您，合理的饮食营养对高血压患者来说确实十分重要，高血压患者必须重视饮食调养。饮食调养又称"饮食疗法""食物疗法"，简称"食疗"，它是通过改善饮食习惯，调整饮食结构，采用具有治疗作用的某些食物（疗效食品）或适当配合中药（即药膳），来达到治疗疾病、促进健康、增强体质目的的一种防病治病方法。

人们常说"民以食为天"，粮油米面，瓜果蔬菜，盐酱醋茶，我们每天都要与之打交道。饮食在人类生活中占有非常重要的地位，食物是人体生命活动的物质基础，可改善人体各器官的功能，维持正常的生理平衡，调整患病的机体。我国自古以来就有"药食同源"之说，中医学十分重视饮食调养，早在《黄帝内经》中就有"五谷为养，五果为助，五畜为益，五菜为充"的记载，提出合理的配膳内容有利人体的健康。唐代伟大的医学家孙思邈认为："凡欲治疗，先以食疗，既食疗不愈，后乃用药尔"。清代医家王孟英认为："以食物作药物，性最平和，味不恶劣，易办易服"。这些都说明了饮食调养对人体的健康、疾病的治疗具有特别重要的作用。食疗可以排内邪，安脏腑，清神志，资血气。了解食物的基本营养成分和性味作用，用食平疴，怡情遣病，是自我调养中最高明的"医道"。

高血压的发生与不良的饮食习惯密切相关，遵循饮食宜忌而调理之，是预防高血压发生和治疗调养高血压的重要方法之一。饮食调养取材方便，经济实用，容易被人们所接受，高血压患者根据病情需要选择适宜的饮食进行调理，可调整脏腑功能，促使阴平阳秘，稳定、降低血压，缓解高血压患者头晕头痛、心烦失眠等自觉症状。合理的饮食对高血压患者十分重要，所以高血压患者应重视饮食调理，注意选用饮食药膳进行调养。

06 怎样做才是合理膳食？

咨询：我今年55岁，是高血压"老病号"，每次到医院看病，除检测血压、血糖、血脂等外，医生都会交代我要按时服药、坚持运动锻炼、注意饮食调养、做到合理膳食，至于怎么做才算是合理膳食，直到现在我也不十分清楚。请问：**怎样做才是合理膳食？**

解答：高血压的发生与不良的饮食习惯密切相关，合理膳食对高血压患者来说十分重要。我国营养方面的专家专门为居民膳食制订了《中国居民膳食指南》，如果按照这个指南的原则去安排自己的饮食，就应该是做到了合理膳食。

《中国居民膳食指南》中的健康饮食金字塔概括了合理膳食的最基本要求，要做到合理膳食，就应当遵循"健康饮食金字塔"原则。"健康饮食金字塔"将每人每天应该吃的食物种类和数量要求用金字塔来表示，除每日必须补充足够的水分外，最下面一层是主食，向上依次为蔬菜、水果类，肉类、鱼虾类、蛋类，奶类、大豆类及坚果，最上面一层为油、盐和糖。

主食在"健康饮食金字塔"中占的比重最大，简单地说就是"吃多些"。主食的种类可以是面食、大米和五谷杂粮，提倡吃部分粗粮，且多种谷物混合吃比吃单独一种要好。每日谷类用量大多在200~400克之间，但需因人而异。

副食包括蔬菜、水果、肉类、鱼虾类、蛋类、奶品、大豆类、坚果以及油、盐、糖等。蔬菜和部分水果在"健康饮食金字塔"主食的上面，占的比例也较大，简单地说就是"适当多吃"。要选择吃新鲜的蔬菜和部分水果，满足每日蔬菜量300~500克，水果的种类可以根据自己的喜好和病情需要进行调整。

肉、鱼、蛋、豆及奶类在"健康饮食金字塔"的中间，简单地说就是"吃少量"。每日肉类食用总量宜在100~200克之间，而且要选择瘦肉、鱼、鸭、蛋等，奶类可控制在250克以上，大豆及其制品则应不低于25克。

盐、油和糖都是做饭的辅助用料，在"健康饮食金字塔"的塔尖上，所占比例最小，简单地说就是"减少吃"。每日食盐用量最好控制在6克以下，植物烹调油一般每日限制在20~25克，而且要尽量吃豆油、花生油、菜籽油、玉米油等，少吃动物油。食糖的用量更应严格控制。

07 高血压患者的饮食调养原则是什么？

咨询：我今年46岁，前段时间查出患有高血压，正在服用卡托普利治疗，我知道饮食调养对高血压患者十分重要，也很想注意，但就是不知道怎么做。请问：高血压患者的饮食调养原则是什么？

解答：的确像您说的那样，饮食调养是调治高血压的重要方法，高血压患者的饮食调养是有其原则的，现将高血压患者的饮食调养原则简单介绍如下，供您参考。

（1）根据中医辨证进食：食物有寒热温凉之性和辛甘酸苦咸五味，其性能和作用是各不相同的，因此在进行饮食调养时，必须以中医理论为指导，根据高血压患者的特点，在辨证的基础上立法、配方、制膳，以满足所需的食疗、食补及营养的不同要求，做到合理搭配，切勿盲目乱用。

（2）纠正不合理的膳食结构：膳食是影响血压的重要因素，长期的不合理膳食结构会诱发或加重高血压，因此，纠正不合理的膳食结构在高血压防治中占有十分重要的地位。食盐的过量摄入、脂肪或总热量的摄入过多、饮酒以及缺钙、缺钾、缺锌、高镉等，均是引起血压升高的膳食因素，在高血压患者的饮食调理中，应注意限制总热量，减少食盐和脂肪的摄入，适量补充优质蛋白质，控制饮酒，同时还要合理补充钙、钾、锌以及维生素等。

（3）做到饮食有度并防止偏食：美味佳肴固然于身体有益，但不一定就等于无害。饮食虽然可以调养疾病，但若食之过量，甚至偏食，则会导致阴阳失调、脏腑功能紊乱，从而诱发新的病证。因此，饮食要有节制，不能一见所喜，就啖饮无度。食疗也要讲究疗程，不宜长时间单纯食用某一种或某一类食物，要防止食疗过程中的偏食。

（4）注意配合其他治疗方法：饮食调养既不同于单纯的食物，也不同于治病的药物，故在应用过程中需要根据病情全面考虑。饮食调养的作用较弱且局限，单纯应用饮食疗法来调治高血压是不可取的。在饮食调养的同时，还应注意与药物治疗、起居调摄、情志调节、运动锻炼等其他治疗调养方法配合应用，以发挥综合治疗的效能，提高临床疗效。

08 高血压患者能否饮酒？

咨询： 我以前为了应酬几乎天天饮酒，自从1个月前查出患有高血压，我是一次酒也没喝过，担心喝酒会加强病情。问周围的病友，有的说可以适当喝一点低度酒，有的告诉我千万不要喝酒，我特别想喝，但又很矛盾，请您告诉我：高血压患者能否饮酒？

解答： 这个问题不只是您想知道，可以说困扰着相当一部分高血压患者。过量饮酒是健康的大敌，这是人们的共识。那么高血压患者能否饮酒？是否必须完全戒酒？还是像某些人说的那样只要不喝烈性酒就无关紧要了呢？这里给您做一简要回答。

很久以来，有关饮酒与高血压的问题就一直受到人们的关注，也产生过一些分歧。通常认为，少量饮酒能扩张小动脉，使血压略有降低，但总地来说，饮酒无度或经常饮酒可引起中枢神经兴奋或处于抑制状态，使血压升高、心跳加快，对高血压患者不利。饮酒与血压的升高明显相关，这可能与酒精的直接作用有关。因为酒精能够升高体内皮质激素的水平，使儿茶酚胺的分泌增加，引起外周血管阻力增高，使血压上升；同时，酒精影响细胞膜的通透性，使细胞多种转运功能失常，增加外周阻力；另外，体内的肾素 – 血管紧张素 – 醛固酮系统对调节血压起重要作用，酒精能加强该系统和血管加压素的提升血压作用，这也对血压的升高产生一定影响。

饮酒不仅是高血压的重要危险因素，还会削弱降压药物的疗效，使降压治疗失败，高血压患者过量饮酒会增加发生脑卒中、心肌梗死等并发症的危险性，所以高血压患者一定要少饮酒、慎饮酒，最好是戒酒。

09 高血压患者如何限盐？

咨询： 我今年43岁，患高脂血症已多年，前段时间又查出患有高血压，目前正在服用药物治疗。昨天去医院检查，医生询问我的饮食习惯后，要求我必须做到低盐饮食，因为我从小口味就比较重，我不知道该如何限制，请问：**高血压患者如何限盐？**

解答： 高血压患者限制食盐的摄入量，做到低盐饮食是十分必要的。人们很早就注意到食盐与高血压的关系了，大量的动物实验和人群调查都充分肯定了钠盐的摄入量越大，高血压的发生率越高，而且严格限制钠盐摄入能有效地降低血压。因此，无论是高血压的治疗还是高血压的预防，注意限盐，有意识地控制钠盐的摄入量，是非常重要的。

要限制食盐的摄入，首先要了解我们平时的摄盐量是否合适，那么我们平时的摄盐量是多还是少呢？让我们来做一下比较：人体对钠盐的生理需要量为每日5~8克，世界卫生组织建议一般人群摄盐量在6克以下，高血压患者控制在4~6克，而我国南方地区人均日摄盐量为7~12克，北方更高达15~18克，可见我国属人均食盐量较高的国家，钠盐的摄入量远远高于生理需要量。

了解我国膳食中钠盐的摄入量远远高于生理需要量这一现况，就要采取切实可行的措施限制钠盐的摄入，特别是对高血压患者来说，限盐尤为重要。由于我国膳食中 80% 以上的钠盐来自烹饪时加用的食盐、酱油等调料，所以，限盐应首先从减少烹饪时的用盐量入手。家庭用盐可根据一定阶段食盐的消耗量来推算和控制，烧菜时可将盐集中放在一个菜中或将盐撒在菜面上，增强味觉刺激，宜增加酸、甜、辣等佐料，减少盐的用量，改变喜食腌制食品的习惯，含盐量多的加工食品也要少吃。总之，限制盐因涉及生活方式和饮食习惯的转变，有一定的难度，需要家庭其他成员的支持，更要求我们要进一步提高自我保健意识，共同创造良好的生活环境。

10 高血压患者为何不能吃得太饱？

咨询： 我今年 57 岁，患高血压已多年，一直坚持服药治疗，血压控制得比较满意。前几天到医院就诊，医生询问了我的病情后，叮嘱我一定要按时服药，避免劳累，不要生气，同时要注意饮食调养，切不可吃得太饱。请您告诉我：高血压患者为何不能吃得太饱？

解答： 俗话说"饭吃八分饱，疾病自己跑"。吃饭以八分饱为好，是日常生活中基本的饮食要求，高血压患者更不能吃得太饱。

如果吃得太饱，膳食摄入的热量与自身所消耗的热量不能达到平衡，即入大于出，那么多余的能产生热量的营养素如糖类、脂肪等，就会转换成甘油三酯，在体内积聚起来，使身体超重，造成肥胖。肥胖是高血压、冠心病的重要危险因素，所以对超重的高血压患者来说，减少热量的摄入是非常必要的"治疗手段"。要减少谷类淀粉主食的摄入量，而搭配一些热量较少且营养丰富的食物如新鲜蔬菜、水果等，对含糖较高的糖果、糕点、饮料要敬而远之，尽量减少膳食中的脂肪成分。一定要战胜"饱"的诱惑，使摄入的能量与自己的活动消耗保持平衡，同时还要加强体育运动锻炼，只有这样才能有效减轻体重，更好地防治高血压。

另外，由于饱餐之后血脂升高，血液的黏稠度增高，血小板的黏附性增强，局部血流缓慢，血小板容易集聚而形成血栓，加之饱餐后血压容易波动，对本已受到损伤的血管造成不良影响，大大增加了心脑血管事件发生的危险性，所以高血压患者，特别是合并有冠心病者，应特别注意不能吃得太饱或一次食用含有大量脂肪的食物。

当然，高血压患者强调不能吃得太饱要有一定的度，饮食量要依据个体差异灵活掌握，否则饮食过少甚至完全饥饿，也不利于高血压的治疗，对身体是有百害而无一利的。

11 适合高血压患者食用的食疗粥有哪些?

咨询: 我今年52岁,1个月前查出患有高血压,正在服用硝苯地平治疗,听一病友说经常喝些食疗粥对高血压有较好的调养作用,正好我喜欢喝粥,但不知哪些食疗粥对高血压有好处。我想知道:**适合高血压患者食用的食疗粥有哪些?**

解答: 喜欢喝粥是个好习惯,适宜于高血压患者服食的粥类有很多,下面给您介绍一些食疗粥,供您参考选用。

(1)菊花粥

原料:菊花末10克,大米50克。

制作:将大米淘洗干净,放入锅中,加水煮粥,待粥熟时调入菊花末,再煮1~2沸即可。

用法:每日2次,分早、晚温热服食。

功效:散风热,清肝火,降血压。

适应证:肝火亢盛型、阴虚阳亢型高血压。

(2)健脑粥

原料:百合10克,黑芝麻20克,核桃仁25克,大米100克。

制作:将百合洗净,大米、黑芝麻淘洗干净,之后与核桃仁一同放入锅中,加入清水适量,文火煮粥即可。

用法：每日 2 次，分早、晚温热服食。

功效：补肾养肝，降压健脑。

适应证：肝肾阴虚型高血压。

（3）芹菜粥

原料：新鲜芹菜 60 克，大米 100 克。

制作：将芹菜洗净切碎，与淘洗干净的大米一同放入锅中，再加入适量清水，共煮成粥。

用法：每日 2 次，分早、晚温热服食。

功效：清热利湿，平肝降压，固肾利尿。

适应证：肝火亢盛型、痰浊内蕴型及脾虚肝旺型高血压。

（4）茺蔚子粥

原料：茺蔚子 10 克，枸杞子 15 克，大米 100 克。

制作：先将茺蔚子、枸杞子水煎去渣取汁，之后与淘洗干净的大米一同煮粥即成。

用法：每日 2 次，分早、晚温热服食。

功效：平肝潜阳，清火息风。

适应证：肝火亢盛型、阴虚阳亢型及肝肾阴虚型高血压。

（5）紫菜绿豆粥

原料：紫菜 10 克，干绿豆 50 克，大米 100 克。

制作：将紫菜泡软，绿豆、大米淘洗干净，之后一同放入锅中，加入清水适量，共煮成粥即可。

用法：每日 2 次，分早、晚温热服食。

功效：清热化痰，利水降压。

适应证：痰浊内蕴型、脾虚肝旺型高血压。

（6）天麻猪脑粥

原料：天麻 10 克，猪脑 1 个，大米 150 克。

制作：将猪脑洗净，与天麻一同放入砂锅中，再加入大米及适量清水，共同煮成稀粥，以大米熟、猪脑熟透为度。

用法：每日晨起温服1次。

功效：平肝息风，滋养益脑。

适应证：高血压，对肝肾阴虚型、气血不足型患者尤为适宜。

（7）白术泽泻红枣粥

原料：白术12克，泽泻9克，红枣3枚，大米50克。

制作：将白术、泽泻一同放入砂锅中，水煎去渣取汁，之后将药汁与淘洗干净的大米、红枣一同煮粥即可。

用法：每日2次，分早、晚温热服食。

功效：健脾利湿，化痰。

适应证：痰浊内蕴型高血压。

12 适合高血压患者食用的汤羹有哪些？

咨询：我今年49岁，由于近段时间总感觉头晕头痛，前天到医院就诊时确诊为高血压。我听说有些汤羹味道鲜美，并且具有食疗作用，很适合高血压患者食用，我想知道：**适合高血压患者食用的汤羹有哪些？**

解答：确实有些汤羹，味道鲜美，并且具有食疗作用，很适合高血压患者食用，下面介绍一些，供您选用。

（1）茭白芹菜汤

原料：茭白 30 克，芹菜 50 克。

制作：将茭白洗净，与洗净切条的芹菜一同放入锅中，加入清水适量，共煮成汤。

用法：每日 2~3 次，吃茭白、芹菜，并喝汤。

功效：清热除烦，平肝降压。

适应证：肝火亢盛型、阴虚阳亢型高血压。

（2）荸荠芹菜汤

原料：荸荠 100 克，芹菜 80 克，荠菜 60 克，植物油少许，精盐、味精各适量。

制作：将荸荠去皮洗净，十字切开；芹菜洗净切成小段（入沸水中焯一下）；荠菜洗净切碎。然后起油锅，加热后放入芹菜翻炒 3 分钟，加入荸荠和适量清水，煮沸 5 分钟后再加入荠菜，炖两沸放入精盐调味即成。

用法：每日 2 次，分早、晚服食。

功效：清热平肝降压。

适应证：肝火亢盛型、阴虚阳亢型高血压。

（3）杞麦甲鱼汤

原料：枸杞子 30 克，麦冬 15 克，甲鱼 1 只（约 500 克），料酒、葱丝、生姜丝、精盐各适量。

制作：将甲鱼宰杀，去内脏等，洗净，放入小盆中，加入适量清水，再放入枸杞子、麦冬、料酒、葱丝、生姜丝、精盐，清蒸至甲鱼熟烂即成。

用法：吃甲鱼，并喝汤。

功效：滋补肝肾。

适应证：肝肾阴虚型高血压。

（4）黄豆海带汤

原料：黄豆 200 克，海带 30 克，芹菜 60 克，精盐、十三香各适量。

制作：将黄豆淘洗干净，海带水发后切成细丝，芹菜洗净切成小条。之后把黄豆、海带、芹菜一同放入锅中，加入清水适量，武火煮沸后，加入精盐、十三香，改用文火慢煮，至豆熟汤成。

用法：吃黄豆、海带，并喝汤，适量用之。

功效：健脾宽中，平肝清热，降压明目。

适应证：高血压，对肝火亢盛型、脾虚肝旺型尤为适宜。

（5）海蜇荸荠大枣汤

原料：海蜇皮 50 克，荸荠 100 克，大枣 10 枚，天麻 9 克，白糖适量。

制作：将海蜇皮洗净，荸荠去皮洗净切片，之后与洗净的大枣、天麻一同放入锅中，加入清水适量，共煮汤，待汤成时捞出天麻，调入白糖即可。

用法：吃海蜇皮、荸荠及大枣，并饮汤，每日 2 次。

功效：清热平肝，健脾化痰。

适应证：脾虚肝旺型、痰浊内蕴型高血压。

13 适合高血压患者食用的菜肴有哪些?

咨询: 我今年47岁,患高血压已6年,自从患病后每日的饮食都十分小心,生怕饮食不当会对疾病的治疗康复不利。我前天从报纸上看到有一位专家介绍用菜肴类食疗方调养高血压,想试一试。请问:**适合高血压患者食用的菜肴有哪些?**

解答: 适宜于高血压患者服食的菜肴有很多,下面给您介绍几则常用者,供您选用,希望对调剂您的饮食和调养高血压有所帮助。

(1)凉拌苦瓜

原料:新鲜苦瓜2根(约250克),葱花、生姜丝、精盐、白糖、酱油、味精、香油各适量。

制作:将苦瓜洗净,去籽,用水浸泡3分钟,切成细丝,拌入葱花、生姜丝,再加入精盐、白糖、酱油、味精、香油调味即成。

用法:佐餐食用。

功效:清肝火,降血压。

适应证:高血压,对肝火亢盛型患者尤为适宜。

(2)海带爆木耳

原料:水发黑木耳150克,水发海带70克,大蒜1瓣,植物油、葱花、酱油、精盐、白糖、味精、香油各适量。

制作：将黑木耳、海带洗净，切丝备用。大蒜切成薄片，与葱花一同倒入烧热的植物油锅中爆香，再倒入海带丝、木耳丝，急速翻炒，之后加入酱油、精盐、白糖、味精，淋上香油即可。

用法：佐餐食用。

功效：活血化瘀，安神降压。

适应证：瘀血阻络型高血压。

（3）芹菜炒猪肝

原料：猪肝200克，芹菜300克，植物油、精盐、红糖、酱油、湿淀粉、料酒、米醋、十三香、味精各适量。

制作：将猪肝洗净切成块状，芹菜洗净切成条状备用。先把猪肝用湿淀粉、料酒、红糖拌一下，放入热油锅中，炒至猪肝变色后捞出，锅中留油少许，投入芹菜翻炒几下，再入猪肝、精盐、酱油及十三香，继续翻炒至芹菜和猪肝熟透，用米醋、味精调味即可。

用法：佐餐食用。

功效：清热利湿，补气养血，平肝降压。

适应证：肝肾阴虚型、气血不足型及肝火亢盛型高血压。

（4）蒜泥马齿苋

原料：鲜马齿苋100克，大蒜15克，精盐、味精、香油各适量。

制作：将鲜马齿苋去根洗净，投入沸水中余一下，捞出沥干，切成小段；将大蒜剥皮，洗净后捣成蒜泥。之后将切好的马齿苋放入碗中，加大蒜泥拌匀，用精盐、味精、香油调味即成。

用法：佐餐食用。注意即拌即食，不宜久放。

功效：清热解毒，理气健胃，利湿降压。

适应证：脾虚肝旺型、痰浊内蕴型高血压。

（5）山楂配黄瓜

原料：鲜山楂 12 个，顶花带刺的嫩黄瓜 3 根。

制作：将鲜山楂洗净，放入锅中蒸 20 分钟，凉后把山楂籽挤出留山楂肉；将嫩黄瓜先用少许盐水洗，再用清水冲洗。

用法：在早、中、晚饭中，每顿吃 4 个山楂，同时在早、中、晚饭后 1~2 小时内各吃 1 根嫩黄瓜。

功效：清热利水，消食散瘀。

适应证：瘀血阻络型、肝火亢盛型高血压。

（6）瓜皮蘸白糖

原料：鲜西瓜皮、白糖各适量。

制作：将鲜西瓜皮削去外皮，洗净后入锅中蒸 10 分钟即可。

用法：每日 2 次，分早、晚蘸白糖食用。

功效：解热止渴，利尿。

适应证：肝火亢盛型、阴虚阳亢型高血压。

（7）香油拌菠菜

原料：鲜菠菜 250 克，香油、精盐各适量。

制作：将鲜菠菜洗净，用开水烫 3 分钟，捞起之后拌入香油、精盐即可。

用法：每日 2 次，佐餐食用。

功效：清热润肺，健脾养血，活血化瘀。

适应证：瘀血阻络型、气血不足型及脾虚肝旺型高血压。

（8）清蒸杞菜排骨

原料：猪排骨 500 克，枸杞子 20 克，淡菜 70 克，葱段、生姜片、料酒、十三香、精盐、味精、香油各适量。

制作：将猪排骨洗净，切成3厘米左右的方块，沥干血水，放入汤盆中；淡菜用温水浸泡洗净，与枸杞子一同排放在猪排骨上，加入适量清水和精盐、料酒、十三香，再把葱段、生姜片盖在淡菜上面，上笼用旺火蒸40分钟，以排骨酥烂为好。出笼后加入香油、味精，用筷子稍稍搅拌即成。

用法：佐餐食用。

功效：滋阴补肾，养肝降压。

适应证：肝肾阴虚型、阴虚阳亢型高血压。

14 药茶能调养高血压吗？

咨询：我今年56岁，平时喜欢喝茶，自从前段时间查出患有高血压后，担心喝茶不当会对病情造成不良影响，喝茶的次数和量都少了。昨天无意中听说适当饮用药茶对高血压不仅无害，还有调养作用，我不太相信，请问：**药茶能调养高血压吗？**

解答：您比较喜欢喝茶，这是个好习惯，但喝茶并不是多多益善，应做到适时、适量，对高血压患者来说，合理饮茶是有好处的，药茶确实能调养高血压。

茶不仅可单独冲泡饮用，也可与中药配合组成"药茶"冲泡或煎煮饮用，是人们日常生活中不可缺少的饮品。我国茶文化源远流长，历代医药学家都很重视茶叶的保健价值和对茶剂的研究，在浩如烟海的古医籍中记载了大量的药茶，如《外台秘要》中有消渴茶，《太平圣惠方》中记载有药茶方 10 余种，《食鉴本草》中亦有药茶方多种。合理的用茶不仅能爽神益智，对多种疾病还有辅助治疗调养作用。药茶就是应用某些中药加工制成茶剂，用于治疗调养有关疾病的一种独特防病治病方法。

　　药茶对防病治病、养生保健起着重要作用，药茶有治疗调养效果而无明显不良反应，所用药物容易购买，并且配制简单、饮用方便、价格低廉，可以自己动手制作，所以颇受人们的喜爱，很多慢性病患者乐于采取药茶进行自我调养。药茶也是人们调养高血压的常用方法之一，高血压患者根据病情的不同选用适宜的药茶进行调理，能调整脏腑功能，恢复阴阳平衡，确实可达到稳定、降低血压，缓解高血压患者头晕头痛、心烦急躁、神疲乏力诸症状的目的。当然，药茶也有一定的局限性，其作用较弱、见效较慢，在采用药茶调养的同时，还应注意与药物治疗、饮食调养、起居调摄、运动锻炼等治疗调养方法配合，以提高临床疗效。

15 适合高血压患者饮用的药茶有哪些？

咨询： 我平时喜欢饮茶，半年前查出患有高血压，听说高血压患者应多喝水，不可缺少饮水，所以饮茶也就明显增多了。我知道适量饮用药茶对高血压患者的治疗康复很有好处，麻烦您告诉我：适合高血压患者饮用的药茶有哪些？

解答： 适量饮用药茶确实对高血压的治疗康复很有好处，下面介绍一些适宜于高血压患者饮用的药茶，您可在医生的指导下根据自己的情况选择饮用。

（1）山楂饮

原料：生山楂 100 克。

制作：将生山楂洗净，水煎取汁。

用法：每日 1 剂，代茶饮用。

功效：活血化瘀，降脂降压。

适应证：瘀血阻络型、痰浊内蕴型高血压。

（2）二子饮

原料：决明子 50 克，枸杞子 15 克，冰糖适量。

制作：将决明子略炒香后捣碎，与洗净的枸杞子、冰糖一同放入茶壶中，冲入沸水适量，加盖焖 15 分钟即可。

用法：代茶饮用。

功效：益肝滋肾，明目通便。

适应证：肝火亢盛型、阴虚阳亢型及肝肾阴虚型高血压。

（3）槐菊茶

原料：槐花3克，菊花6克，绿茶4克。

制作：将槐花、菊花、绿茶一同放入茶壶中，用开水冲泡。

用法：每日1剂，当茶饮用。

功效：清热平肝。

适应证：肝火亢盛型、阴虚阳亢型及肝肾阴虚型高血压。

（4）莲心茶

原料：莲子心5克，茶叶6克。

制作：将莲子心、茶叶一同放入保温杯中，以沸水冲泡，加盖焖15分钟。

用法：每日1剂，当茶饮用。

功效：平肝清心，降压。

适应证：高血压，能改善头晕心烦、失眠口渴等症状。

（5）二花茶

原料：菊花10克，槐花3克。

制作：将菊花、槐花一同放入茶杯中，冲入沸水，加盖焖10分钟即可。

用法：边饮边加开水，每日1剂。

功效：清热散风，降压止血。

适应证：肝火亢盛型、阴虚阳亢型及肝肾阴虚型高血压。

（6）杜仲叶茶

原料：杜仲叶9克，绿茶5克。

制作：将杜仲叶洗净，与绿茶一同放入茶杯中，以沸水冲泡，加盖焖5分钟即可。

用法：每日 1 剂，当茶饮用。

功效：滋肾养肝，降脂降压。

适应证：肝肾阴虚型、阴阳两虚型高血压。

（7）玉米须茶

原料：玉米须 60 克。

制作：将玉米须洗净，加水煎取汁液 150 毫升。

用法：每次 50 毫升，每日 2~3 次，当茶饮用。

功效：利尿降压。

适应证：高血压，对伴有水肿者尤为适宜。

（8）夏枯草茶

原料：夏枯草 30 克，钩藤 15 克。

制作：将夏枯草、钩藤分别淘洗干净，之后一同放入茶壶中，用沸水冲泡，加盖焖 10 分钟即可。

用法：边饮边加开水，每日 1 剂。

功效：平肝清热，祛风止痛。

适应证：肝火亢盛型、阴虚阳亢型高血压。

16 运动对高血压有何作用？

咨询：我今年 43 岁，体型较胖，前天查出患有高血压，医生告诉我在坚持服用降压药物治疗的同时，一定要控制饮食，积极参加运动锻炼，我知道控制饮食和运动锻炼在高血压治疗中的重要性，想进一步了解一下运动锻炼的作用。请问：<u>运动对高血压有何作用？</u>

解答：正像您说的那样，适当的运动锻炼对高血压患者来说十分重要。生命在于运动，一个健康的人，首先要有健康的体魄，并保持心理的平衡，而运动便是人类亘古不变的健康法宝。运动锻炼好比一帖良方，运动可在一定程度上代替药物，但药物却不能代替运动，运动使生活充满活力和朝气，运动锻炼有助于疾病的康复。运动锻炼最大的特点就是患者积极主动地参与，它充分调动患者自身的主观能动性，发挥内在的积极因素，通过机体局部或全身的运动，消除或缓解病理状态，恢复或促进正常功能。

坚持适宜的运动锻炼可增强体质，治疗疾病，恢复机体的各种正常功能。运动锻炼对高血压患者的影响是综合的，适当的运动锻炼可调节机体组织器官的功能，调整阴阳气血，疏通经络，增强体质，激发人体内在的潜力，使阴阳平衡。运动有利于体内脂肪的代谢，使脂肪、胆固醇分解增加，可降低血脂，使肥胖者体重减轻，血压相应降低。同时，运动锻炼能降低血小板凝聚，改善心肌供血，增加心肌收缩力，改善器官血液灌注，扩张外周血管，使血压下降。

适当的运动锻炼还能调节大脑皮质功能，消除高血压的诱发因素，使血浆儿茶酚胺水平降低，前列腺素 E 水平增高，自主神经功能得到调节，迷走神经兴奋性提高，交感神经兴奋性降低，周围血管阻力减小，血压相应下降。另外，适当的运动锻炼能改变高血压患者的精神面貌，解除神经、精神疲劳，消除焦虑、易怒、紧张等不良情绪，使之保持良好的情绪，改善或消除高血压患者头晕头痛、心烦失眠等自觉症状。

17 高血压患者在进行运动锻炼时应注意些什么？

咨询： 我今年39岁，前段时间体检时发现血压偏高，后来确诊为高血压，我知道运动锻炼的重要性，听说高血压患者运动锻炼并非是随意的、无限制的，有很多需要注意的地方，可我不太清楚。请问：**高血压患者在进行运动锻炼时应注意些什么？**

解答： 的确像您说的那样，运动锻炼是治疗调养高血压的重要方法之一，但在运动锻炼中有很多需要注意的地方。为了保证运动锻炼的安全有效，避免不良事件发生，高血压患者在进行运动锻炼时，应注意以下几点。

（1）恰当选择运动方法：运动锻炼的种类和项目很多，高血压患者要根据自己的年龄、体质、环境以及病情等的不同，因人而异地选用适当的运动锻炼方法。要了解所选运动项目的注意事项及禁忌证，最好在医生的指导带教下进行锻炼。

（2）量力而行：运动量太小，达不到预期的目的，运动量太大，又易使血压升高，引起身体不适，甚至发生不良反应，所以，高血压患者要根据自己的情况，选择适度的运动量，量力而行地进行锻炼。要掌握循序渐进原则，开始时运动强度不宜过大，持续时间不要过长，随着运动能力的增强逐渐增加运动量，以不疲劳、练后轻松舒适、稍微出汗为宜。禁止剧烈运

171 ◇

动，避免身体骤然前倾、后仰和低头等。

（3）注意体检：在运动锻炼前，要做好身体检查，了解健康状况，排除隐匿之痼疾，同时要注意自我医疗监护，防止意外事故发生，严防有禁忌证的患者进行运动锻炼。

（4）持之以恒：运动锻炼贵在坚持，决不可半途而废，应该每天进行，长期坚持，并达到一定的强度，这样才能有良好的锻炼效果。希望短期内就有明显效果，或是三天打鱼、两天晒网，都不会达到应有的效果。

（5）配合他法：运动锻炼并非万能，它显效较慢，作用较弱，有一定的局限性，应注意与其他治疗调养方法配合应用，切不可本末倒置，一味强调运动锻炼而忽视了其他治疗调养方法。

18 高血压患者如何正确掌握运动的量？

咨询：作为高血压患者，我知道运动锻炼在高血压治疗康复中的重要性，现在每天坚持进行运动锻炼，要么散步，要么慢跑，要么打太极拳等。可我运动后不是太劳累了，就是感到不解乏，总掌握不好运动的量，请您告诉我：高血压患者如何正确掌握运动的量？

解答：运动对健康有益，高血压患者宜坚持适宜的运动锻炼，不过高血压患者应选择力所能及、简单易行、体力负担不大、不过分低头弯腰、运动缓慢而有节奏、竞争不太激烈的运动，并结合自己的兴趣爱好，如选择散步、打太极拳等，同时应正确掌握运动的量。

高血压患者如何正确掌握运动的量呢？要坚持三个原则，即有恒、有序、有度，做到长期规律、循序渐进地按各人具体情况适度地运动，才能获得满意的效果。运动量太小起不到运动锻炼的作用，过度运动不但难以达到运动锻炼的目的，还可引发诸多不适，甚至造成心血管意外或猝死，所以，正确掌握运动的量十分重要。

由于大多数高血压患者为中老年人，过去大多没有运动锻炼的习惯，所以在进行运动锻炼时，开始的运动量要小，锻炼的时间不宜过长，应循序渐进，根据病情和体力逐渐增加运动量。运动量要因人而异，运动量可根据运动时的心率以及运动后的反应进行调整，以使运动时的心率控制在 100~125 次 / 分钟或运动后心率增加不超过运动前 50% 为宜。一般轻度高血压患者可进行正常的运动锻炼，中度高血压患者可采用慢跑、打太极拳等，重度高血压患者可采用散步等。有些运动如举重、冬泳等，可引起血压波动，应注意避免采用。运动的时间一般要求每次持续 20~60 分钟，每周 3~5 次，并宜根据运动者的身体状况和所选择的运动种类以及气候条件等灵活而定。

19 高血压防治操分几节？如何练习？

咨询： 我今年 37 岁，前些天确诊患有高血压。我知道运动锻炼对高血压患者十分重要，听一病友说他一直坚持练习高血压防治操，说此操对提高身体素质、促进疾病康复很有好处，请您告诉我：<u>高血压防治操分几节？如何练习？</u>

解答： 高血压防治操有多种，其内容大同小异，下面选择参考的是黎敬波、马力编著的《运动疗法》中所介绍的高血压防治操，此操共分 7 节，它适宜于病情较轻的高血压患者锻炼之用，可以根据病情在医生的指导下进行练习。

（1）起落呼吸运动：站立，两脚分开与肩同宽。两臂由体前徐徐上举至肩平，配合吸气；还原成预备姿势，配合呼气。重复 6~8 次。

（2）左右划圈运动：站立，两臂屈肘于体侧，掌心向上，右手向前伸出，掌心转向下，再向外作平面划圈，同时右腿成弓步，还原。再左手划圈。左右交替，重复 6~8 次。

（3）半蹲起立运动：两腿半蹲，两臂向前平举，稍停片刻后再起立。反复进行 6~8 次。

（4）贯气呼吸运动：站立，两臂由体侧上举至头上，然后两手下落至头顶百会穴，配合吸气；两手沿头及身体前面徐徐落下，同时配合呼气。重复做 8~10 次。

（5）原地踏步运动：两手叉腰，在原地踏步，脚尽量抬高，踏 100 步后休息片刻，再踏 100 步。

（6）展臂提腿运动：站立，两臂平举，同时左腿屈曲提起，然后两臂与左腿同时下落放松；再展臂提右腿。左右交替，重复 6~8 次。

（7）两臂平展运动：站立，两脚分开与肩同宽，两臂侧平举，掌心向上，开始活动时，腰部略向左侧倾斜，左臂随之缓缓向下，同时右臂慢慢上升，两臂仍保持呈一直线，待右手升至与头同高时，逐渐复原成两臂侧平举状态；然后反方向做。如此为 1 次完整动作，可连续做 20 次。

20 怎样练习九节式降压操？

咨询：我今年 52 岁，患高血压已 7 年，一直坚持服用降压药治疗，血压控制得还不错，前天听我的亲戚说有很多高血压患者练习九节式降压操，我找了几个书店，没有发现介绍九节式降压操的书籍，上网也没有查到，请您告诉我：**怎样练习九节式降压操？**

解答：九节式降压操分钟摆式、上肢运动、金鸡独立、体转绕、体侧屈曲、托按掌、联合运动、整理运动以及弱放松运动共 9 节，此操内容简单易学，很适合高血压患者健身之用，下面给您介绍一下具体练习方法。

（1）钟摆式：站立式，两脚分开与肩同宽，两臂自然下垂，并后摆（掌心向上）挺胸，脚跟提起，吸气；两手内翻，掌心向前，放松，前摆，落脚跟，呼气。反复50~100次。

（2）上肢运动：站立式，两臂自然下垂。上肢由斜前下方徐徐上提前举与肩平，然后两臂弯曲，肩、肘下垂，两腕带手徐徐下落至两臂自然下垂，同时两腿随之屈膝半蹲再还原。

（3）金鸡独立：站立式，两臂侧平举，左腿屈膝提起，脚面绷直，至脚尖点地，脚心向内，吸气；两臂下落至两臂弯曲胸前交叉，同时左腿伸直与右腿并拢成直立，呼气。然后再左脚为支撑点，右腿屈膝提起，方法同前。

（4）体转绕：站立式，两手叉腰，拇指向后。左脚左前斜跨一大步，成弓步，上体尽量左转，右臂经身下（掌心先下再向上）左肩前至上举，吸气，上体尽量右转，重心右移，右腿弯曲同时右臂斜上举（掌心向外）呼气，右臂经体侧下落还原。然后右腿右前斜跨一大步，成弓步，方法同上，方向相反。

（5）体侧屈曲：站立式，左脚侧出一步与肩同宽，同时两臂侧平举，掌心向上，吸气，重心左移屈左膝成弓步，上体右侧屈，左臂上举向右臂靠拢（掌心相对），两手间距与肩同宽；呼气，左腿伸直，同时左臂经右下方向左慢慢摆至侧平举，还原。然后换右脚按上述动作再做1遍。

（6）托按掌：站立式，左脚向前方斜跨一大步，成弓步，同时左臂斜上举，右臂斜下伸（掌心向上），重心移至右腿，屈右膝成右箭步，同时右臂经侧上举成托掌（掌心向上），左臂经胸前下按成按掌（掌心向下），还原。然后再换右脚做。

（7）联合运动：站立式，两臂弯曲，两手握拳靠于腰部。两臂徐徐伸直至前举，与肩平，拳变掌，掌心向上。两臂由下向后绕至上举，掌心向前，同时两腿渐渐弯曲再伸直（两膝不超过脚尖），立体前屈，两手大拇指和其他四指捏合成拾物状。上体直上，两手内翻，成手背相对，掌心向后，侧平举。两肘弯曲，两手握拳至腰间，掌心向上。

（8）整理运动：站立式，两臂侧平举，重心落右腿，左腿放松稍屈膝抬起，左腿略带弹踢还原，同时两臂下垂，慢慢抬起，侧平举，吸气，两肘下摆至胸前自然交叉。两臂侧平举，重心落于左腿，右腿如前法弹踢后还原。

（9）弱放松运动：直立位，两臂弯曲，掌心相对，前臂由手腕带向内划弧，两手经下颌两侧下落还原，手心向下，同时两膝稍屈再伸直，呼气。

21 如何练习小汤山降压操？

咨询： 我今年60岁，患高血压已3年。我知道高血压患者不仅要坚持服药治疗，还需要注意饮食调养和运动锻炼。以前我是每天坚持散步，昨天听说练习小汤山降压操效果不错，想试一试。请您告诉我：**如何练习小汤山降压操？**

解答： 各地取名"降压体操"的健身方法有很多，其练习的方法繁简不一，各具特色。其中北京小汤山疗养院创立的降压操简单易学，对高血压具有较好的调养作用，现给您介绍如下，供您参考。

（1）上肢运动

预备姿势：直立，两臂自然下垂于体侧。

动作要求：①两臂前平举；②两臂上举；③两臂侧平举；④还原成预备姿势。

（2）扩胸运动

预备姿势：直立，两臂自然下垂于体侧。

动作要求：①两臂胸前平屈后振，同时左脚向左侧出一步；②上体向左转90度，同时两臂侧平举后振，两腿伸直，两脚勿移动，脚后跟不能离地；③还原成①的姿势；④还原成预备姿势。

（3）提臂呼吸

预备姿势：分腿直立，与肩同宽，两臂自然下垂于体侧。

动作要求：①两手心向上，两臂弯曲，逐渐上提至下颌处，同时吸气；②两手翻掌，掌心向下，徐徐下按，同时呼气。要求动作缓慢均匀，呼吸自然，节奏可按呼吸自由掌握，以感到舒适为度。

（4）踢腿运动

预备姿势：直立，两手叉腰。

动作要求：①前踢腿，即左腿屈膝上提，同时绷脚面；向前下方踢左腿，然后还原成开始时的姿势，再右侧前踢腿，动作同左侧。②后踢腿，左腿屈膝向后踢，还原成开始时的姿势；再右腿屈膝向后踢，还原成开始时的姿势。③内踢腿，左腿屈膝向内踢，还原成开始时的姿势；再右腿屈膝向内踢，还原成开始时的姿势。④外踢腿，左腿屈膝向左外侧踢，还原成开始时的姿势；再右腿屈膝向右外侧踢，还原成开始时的姿势。以上动作均为左右交替，踢腿时上体要保持直立不动。

（5）摆动呼吸

预备姿势：分腿站立，左臂胸前平屈，右臂侧平举。

动作要求：①吸气时重心向左移，右腿弯曲同时两臂经下向左上方摆至左臂斜上举，右臂胸前平屈，左腿伸直重心落于左腿，右腿伸直，脚尖点地；②同①，但方向相反。要求两臂向下摆时呼气，向上摆时吸气。采用鼻吸口呼法，动作要与呼吸相配合。

（6）侧屈呼吸

预备姿势：分腿站立，两臂自然下垂于体侧。

动作要求：①吸气时上体左侧屈，同时右臂屈肘，右手沿身体右侧上提；②呼气时还原成预备姿势；③、④换方向重复做①、②动作。注意体侧屈时身体不能扭转。

（7）马步呼吸

预备姿势：分腿站立，比肩稍宽，两臂自然下垂于体侧。

动作要求：①吸气时两臂弯曲上提，掌心向上，再逐渐伸直上举；②呼气时双手翻掌，掌心向外，两臂经侧平举下落，同时两腿逐渐弯曲成半蹲（扎马步）；③再吸气时，两臂弯曲上提，掌心向上，再逐渐伸直上举，同时两腿逐渐伸直；④还原成预备姿势。

（8）弓步推掌

预备姿势：分腿站立，比肩稍宽，两臂屈肘握拳于腰间，拳心向上。

动作要求：①上体向左转45度，面向左斜前方成弓步，同时右手立掌，向前方推出，上体要保持正直，后腿伸直，左手握拳于腰侧；②还原成预备时的姿势；③同①但方向相反；④还原成预备时的姿势。

（9）上托下按

预备姿势：分腿站立，距离约一大步，两臂屈肘于胸前，掌心相对，左手在上，右手在下，相距约30厘米，大拇指分开，余指微分。

动作要求：①右手向上穿掌至右臂上举成托掌，同时左手向下按掌，至后下方，屈右膝向右移重心成右弓步；②同①，但方向相反。要求两臂要尽量伸直，上托下按时要向两头撑开。

（10）立位呼吸

预备姿势：直立，两臂自然下垂于体侧。

动作要求：①提起脚跟时吸气；②脚跟放下时呼气。要求吸气缓慢自如，呼气自然轻松。

以上10节动作，每节各练习8次，每日可练习2~3遍。

22 高血压患者如何练习擦颈甩臂降压操？

咨询：我3个月前查出患有高血压，正在服用卡托普利治疗，血压控制得比较满意，可还是时常头晕头痛、心烦失眠。前天我从报纸上看到坚持练习擦颈甩臂降压操能减轻高血压患者头晕头痛、心烦失眠等症状，我想试试，请问：高血压患者如何练习擦颈甩臂降压操？

解答：擦颈甩臂降压操把擦颈、甩臂与摆腿、踏步有机地结合起来，坚持练习能防治高血压，减轻高血压患者头晕头痛、心烦失眠等自觉症状，是轻、中度高血压患者自我调养锻炼的好方法，下面是其具体练习方法。

（1）擦颈

预备姿势：自然站立，两脚分开与肩等宽，两臂自然下垂于体侧。

做法：两臂屈肘，上移于肩部，首先用两手掌轻轻拍打肩部1分钟，再两手掌贴后颈部，两手形成"八"字形，并沿着"八"字的延长线来回擦颈部，共擦100个来回。

（2）甩臂

预备姿势：自然站立，全身放松，两脚分开与肩等宽，两臂自然下垂于体侧，掌心向内。

做法：两膝微屈，身体重心下移，两臂伸直前后用力来回摆动，前摆时两臂和身体纵轴的夹角不超过60°，后摆时不超过30°，一般每次摆动200~500次，以身体发热、温暖、微出汗为佳。

（3）摆腿

预备姿势：面墙而立，两手扶墙。

做法：以髋关节为轴，左腿前后摆动150次（前后摆动30°~45°），右腿前后摆动150次。

（4）踏步

预备姿势：自然站立，身体放松。

做法：原地匀速踏步，两臂的摆动与两脚的起落协调一致，呼吸平稳，每次5~10分钟。

23 高血压患者如何散步？

咨询： 我今年38岁，半个月前查出患有高血压，正在服药治疗。我知道运动锻炼的重要性，也清楚散步是一项简单有效、不受环境条件限制的锻炼方式，但不知道高血压患者散步时的要领和注意事项。麻烦您告诉我：<u>高血压患者如何散步</u>？

解答： 散步对高血压患者十分有益，您可以根据自己的情况坚持进行散步锻炼。俗话说："饭后三百步，不用上药铺"，"饭后百步走，能活九十九"，"每天遛个早，保健又防老"。唐代著名医家孙思邈也精辟地指出："食毕当行步，令人能饮食、灭百病"。可见散步是养生保健的重要手段。

散步是一项简单而有效的锻炼方式，是一种不受环境、条件限制，人人可行的保健运动，也是防治高血压的有效方法。每天坚持在户外进行轻松而有节奏的散步，可促进四肢及内脏器官的血液循环，调节神经系统功能，促进新陈代谢，调畅人的情志，解除神经、精神疲劳，使人气血流畅，脏腑功能协调，稳定、降低血压，减轻或消除高血压患者头晕头痛、心烦急躁、失眠多梦等自觉症状。

散步容易做到，但坚持下来却不容易，而且也须掌握要领，应注意循序渐进、持之以恒。散步前应使身体自然放松，适当活动肢体，调匀呼吸，然后再从容展步。散步时背要直，肩要平，精神饱满，抬头挺胸，目视前方，步履轻松，犹如闲庭信步，随着步子的节奏，两臂自然而有规律地摆动，在不知不觉中起到舒筋活络、行气活血、安神宁心、祛病强身的效果。高血压患者应根据个人的体力情况确定散步速度的快慢和时间的长短，散步宜缓不宜急，宜顺其自然，而不宜强求，以身体发热、微出汗为宜。散步的方法有普通散步法、快速散步法以及反臂背向散步法等多种，高血压患者一般可采用普通散步法，即以每分钟 60~90 步的速度，每次散步 15~40 分钟，每日散步 1~2 次。

散步何时何地均可进行，但饭后散步最好在进餐 30 分钟以后。散步的场地以空气清新的平地为宜，可选择公园之中、林荫道上或乡间小路等，不要到车多、人多或阴冷、偏僻之地去散步。散步时衣服要宽松舒适，鞋要轻便，以软底鞋为好，不宜穿高跟鞋、皮鞋。

24 高血压患者如何慢跑？

咨询： 我今年 40 岁，这些年来一直坚持早晨跑步，平时并无不适的感觉，自认为身体还不错，前些天单位体检时发现我血压高于正常，经进一步检查确诊患有高血压。我听说高血压患者适合慢跑，但跑步有一定的要求，请您告诉我：高血压患者如何慢跑？

解答： 慢跑是一种轻松愉快的运动，也是近年来流行于世界的运动锻炼项目，它简便易行，无须特殊场地和器材，老幼皆宜，是人们最常用的防病健身手段之一。

慢跑时大量的肌群参加运动，呼吸加快、加深，能使心脏和血管得到良性刺激，加强肺活量，增加气体交换，能有效地增强心肺功能，增强机体抗病能力。适当的慢跑对全身肌肉，尤其对下肢的关节、肌肉有明显的锻炼效果，它能减轻体重、降低血脂，有助于稳定、降低血压。同时，慢跑可提高机体代谢功能，调节大脑皮质功能，使人精神愉快，促进胃肠蠕动，增强消化功能，改善或消除高血压患者头晕头痛、心烦失眠、急躁易怒等自觉症状。因此，慢跑也是高血压患者常用的祛病保健方法，适宜于轻度高血压患者锻炼使用。

高血压患者慢跑前要进行身体检查，严防有慢跑禁忌证者进行慢跑。慢跑时应稍减一些衣服，做 3~5 分钟的准备活动，如活动活动踝关节及膝关节，伸展一下肢体或做片刻徒手体操，之后由步行逐渐过渡到慢跑。慢跑时的正确姿势是全身肌肉放松，两手微微握拳，上身略向前倾，上臂和前臂弯曲成 90 度左右，两臂自然前后摆动，两脚落地要轻，呼吸深长而均匀，与步伐有节奏的配合，一般应前脚掌先落地，并用前脚掌向后蹬地，以产生向上向前的反作用，有节奏地向前奔跑。

采用慢跑运动进行锻炼时，要有一个逐渐适应的过程。跑步通常应先从慢速开始，等身体各组织器官协调适应后，可以放开步伐，用均匀的速度行进。慢跑时应以不气喘，不吃力，两人同跑时可轻松对话为宜。慢跑的距离起初可短一些，要循序渐进，可根据自己的具体情况灵活掌握慢跑的速度和时间，运动量以心率每分钟不超过 120 次，全身感觉微热而不感到疲劳为度。慢跑的速度一般以每分钟 100 米 ~120 米为宜，时间可控制在 10~30 分钟。在慢跑即将结束时，要注意逐渐减慢速度，使生理活动慢慢缓和下来，不可突然停止。

慢跑应选择在空气新鲜、道路平坦的场所，不宜在车辆及行人较多的地方跑步；不要在饭后立即跑步，也不宜在跑步后立即进食，并应注意穿大小合适、厚度与弹性适当的运动鞋。慢跑后可做一些整理活动，及时用干毛巾擦汗，穿好衣服。慢跑中若出现呼吸困难、心悸胸痛、腹痛等症状，应立即减速或停止跑步，必要时可到医院检查诊治。

25 爬楼梯锻炼有助于降压吗？怎样坚持爬楼梯？

咨询： 我今年44岁，平时在9楼办公，以前通常是坐电梯上下楼，前些天确诊患有高血压，目前正在服用降压药治疗。有人说坚持每天爬楼梯有助于降低血压，我也想试一试，请您告诉我：爬楼梯锻炼有助于降压吗？怎样坚持爬楼梯？

解答： 通过爬楼梯锻炼的方法确实有助于降低血压。平时很少上楼的人，偶尔登楼，到三四层常就感到胸闷心悸、气喘吁吁，而经常爬楼梯的人，上楼时步履轻健，一般不会出现气喘胸闷，这是因为经常爬楼梯能使心肺功能得到增强，爬楼梯也是锻炼身体、防治高血压的有效办法。

经常爬楼梯，不仅能提升下肢肌肉的收缩和放松能力，还可加速全身血液循环，改善心肺功能，促进组织器官的新陈代谢，增强机体免疫功能，提高抗病能力。通过爬楼梯，还能减肥、降低血脂、调节大脑皮质功能，有助于稳定和降低高血压患者的血压，改善高血压患者头晕头痛、心烦失眠等自觉症状。需要说明的是，爬楼梯锻炼只适宜于没有严重心、脑、肾等并发症的轻、中度高血压患者，爬楼梯锻炼宜与药物治疗、饮食调养、起居调摄等其他治疗调养方法配合应用，以提高疗效。

在爬楼梯前，要先活动一下踝、膝关节，避免扭伤，宜穿有防滑作用的软底鞋，不可穿皮鞋或高跟鞋。要根据每个人的身体健康状况选择爬楼梯的方法，做到循序渐进、由慢到快，不可急于求成。爬楼梯应以慢速为宜，一般以中等强度，不感到非常吃力和紧张为好；要爬停相间，每爬 1~2 层在楼梯转弯的平台上略停片刻。通常每次锻炼的时间控制在 10~15 分钟，每日 1~2 次，以感觉周身发热、微出汗即可，只要坚持进行，定能获得成效。运动锻炼的时间不应在饭后或临睡前进行，最佳时间应选择在每日早饭前、上午 9~10 时、下午 4~5 时。在爬楼梯时还要做到身心结合，脚到眼到，不可分心，以防发生意外事故。

26 高血压患者怎样练习防止老化体操？

咨询： 我今年41岁，近段时间总感觉头晕头痛，前几天到医院就诊，经检查血压等，确诊为高血压，医生交待我要坚持服药，控制饮食，加强运动锻炼。听说有一种防止老化体操对高血压有较好的调养作用，我想试一试，请问：**高血压患者怎样练习防止老化体操？**

解答： 防止老化体操是日本长野县佐久综合医院研究制定的，在日本颇为流行。其要点有三：一是深呼吸；二是肌肉和关节的屈伸、转动及叩打肌肉的动作；三是以正确的姿势进行。每日早晨起床后、晚上睡觉前及工作间歇时，坚持练习防止老化体操，不仅能健体强身、延年益寿，对高血压、肺气肿、失眠、便秘、冠心病、神经衰弱、慢性支气管炎等多种慢性病也有较好的辅助治疗调养作用，下面给您介绍具体的练习方法，也可以在医生的指导下进行练习。

（1）深呼吸：双脚跟靠拢自然站立，双手由体前向上举，同时深吸气。然后双手由体侧放下，同时呼气。如此练习2次，呼气、吸气缓慢进行。

（2）伸展：双手十指交叉向头上高举，掌心向上，双臂伸直，头颈尽量后仰，眼看天空，背部尽量伸展。

（3）高抬腿踏步：左右大腿交替高抬踏步，双臂前后大挥摆。

（4）手腕转动：双手半握拳向内、外转动4次，重复练习2遍。

（5）手腕摇动：手腕放松，上下摇动，如此练习，时间约1分钟。

（6）扩胸：双脚稍开立，双臂由前向上举至与肩平，向两侧屈，同时用力扩胸，然后放松，使身体恢复至原站立时的姿势，重复练习4次。

（7）体转：手臂向外伸展，身体向侧转，左右两臂交替，反复进行4~6次。

（8）体侧：双脚分开，比肩稍宽，左手叉腰，右手由体侧向上摆动，身体向左侧屈2次，左右交替，反复进行4~6次。

（9）叩腰：双脚并拢，身体稍前倾，双手轻轻叩打腰部肌肉。

（10）体前后屈伸：双脚开立，体前屈，手心尽量触地面，还原到开始时的姿势，再将双手置于腰处，身体向后屈，头向后仰。

（11）体绕环：双脚开立，从身体前屈的姿势开始，大幅度向左、后、右做绕环动作，接着向相反方向绕环，重复练习2次。

（12）臂挥摆、腿屈伸运动：双臂向前、向上摆，同时起踵（脚后跟），再向下、向后摆，同时屈膝，重复练习4次。

（13）膝屈伸：双手置于膝部，屈膝下蹲，然后再还原到开始时的姿势，重复练习4次。

（14）转肩：双肘微屈，双肩同时由前向后、由后向前各绕4次，重复练习2遍。

（15）上、下耸肩：双臂自然下垂，用力向上耸肩，再放松下垂，如此重复练习数遍。

（16）转头部：双脚开立，叉腰，头部从左向右，再从右向左各绕数次。

（17）叩肩、叩颈：右（左）手半握拳，叩左（右）肩8次，重复2遍。然后手张开，用手掌外侧以同样的方法叩颈部。

（18）上体屈伸：双膝跪地，上体向后屈，同时吸气，然后身体向前屈，将背后缩成圆形，同时呼气，臀坐在脚上。

（19）脚屈伸：坐在地上，双腿伸直，双臂于体后支撑，两腿交替进行屈伸活动。

（20）俯卧放松：取俯卧位，身体放松，如此休息几分钟。

（21）腹式呼吸：取仰卧位，使横膈膜与腹肌同时运动，进行深吸气，然后用手按压腹部进行呼气。

27 高血压患者练习太极拳应注意些什么？

咨询： 我是高血压患者，我知道太极拳是一种动静结合、刚柔相济的防病治病方法，想跟着电视学习太极拳，准备坚持练习太极拳调养身体，但是不清楚其注意点。麻烦您告诉我：高血压患者练习太极拳应注意些什么？

解答： 太极拳确实是我国传统的体育运动项目，它"以意领气，以气运身"，用意念指挥身体的活动，是健身运动中运用最广泛的一种方法，也是"幼年练到白头翁"的养生锻炼手段。

太极拳强调放松全身肌肉，心静、用意、身正、收敛、匀速，将意、气、形结合成一体，使人体的精神、气血、脏腑、筋骨均得到濡养和锻炼，能疏通经络、调节气血运行，具有祛病强身的功能，对高脂血症、肥胖症、高血压、神经衰弱、冠心病、慢性气管炎、颈肩腰腿痛、失眠、便秘等多种疾病有一定的辅助治疗调养作用，是一种动静结合、刚柔相济的防病治病方法，也是高血压患者自我运动锻炼的常用方法之一，高血压患者宜在医生的指导下进行练习。

太极拳广为流传，而且流派众多，各有特点，架式也有新、老之分。目前最为流行的是陈、杨、吴、武、孙五大流派。陈式以气势腾挪、刚柔相济、发劲有力见长；杨式以舒展大方、匀缓柔和、连绵不绝为特点；吴式的特点是柔软匀和、中架紧凑；武式以内走五脏、气行于里为主；孙式则注重开合有数、精神贯注。另外，国家体委还以杨式太极拳为基础，编成"简化太极拳"（俗称"太极二十四式"），供人们练习使用。

您想跟着电视学习太极拳是可以的，其中具体的练习方法和步骤介绍得很清楚，现仅就练习太极拳应注意的 10 项原则说明如下。

（1）站立中正：站立中正，姿势自然，重心放低，以利于肌肉放松，动作稳重而灵活，呼吸自然，可使血液循环通畅。

（2）神舒心定：要始终保持精神安宁，心情平静，排除杂念，使头脑静下来，全神贯注，肌肉要放松。

（3）用意忌力：用意念引导动作，"意到身随"，动作不僵不拘。

（4）气沉丹田：脊背要伸展，胸略内涵而不挺直，做到含胸拔背，吸气时横膈要下降，使气沉于丹田。

（5）运行和缓：动作和缓，但不消极随便，这样能使呼吸深长，心跳缓慢而有力。

（6）举动轻灵："迈步如猫行，运动如抽丝"，轻灵的动作要在心神安定、用意不用力时才能做到。

（7）内外相合：外动于形，内动于气，神为主帅，身为躯使，内外相合，则能达到意到、形到、气到的效果，意识活动与躯体动作要紧密结合，在"神舒心定"的基础上，尽量使意识、躯体动作与呼吸相融合。

（8）上下相随：太极拳要求根在于脚，发于腿，主宰于腰，形于手指。只有手、足、腰协调一致，浑然一体，方可上下相随，流畅自然。要全神贯注、动作协调，以腰为轴心，做到身法不乱、进退适宜，正所谓"一动无有不动，一静无有不静"。

（9）连绵不断：动作要连贯，没有停顿割裂，要自始至终，一气呵成，使机体的各种生理变化得以步步深入。

（10）呼吸自然：太极拳要求意、气、形的统一、谐调，呼吸是十分重要的，呼吸深长则动作轻柔。一般来说，初学时要保持自然呼吸，以后逐步有意识而又不勉强地使呼吸与动作协调配合，达到深、长、匀、静的要求。

28 情绪对血压有什么影响？

咨询： 我今年43岁，平时就容易急躁发脾气，自从半年前查出患有高血压后，更是整天着急上火，动不动就发脾气。医生说情绪波动会对病情造成不良影响，容易诱发急性脑血管病，劝我改一改。请您告诉我：**情绪对高血压有什么影响？**

解答： 这里首先向您明确一点，不良情绪及情绪波动确实会对高血压的治疗康复造成不良影响，很容易诱发急性脑血管病，您应当改一改了。

情绪是人类在进化过程中产生的，是人体对外界刺激的突然影响或长期影响产生的适应性反应，它与疾病的形成有着密切的关系。不少百岁老人的经验证明，乐观开朗是他们长寿的原因之一，若能经常保持乐观的态度，将对身体健康十分有利。相反，烦恼、忧愁、悲伤、焦虑、恐惧、暴怒等都可能成为疾病的诱因，从而损害身体健康。血压与精神情绪有着密切的关系，不良情绪不仅是高血压发生的重要因素，还影响着高血压患者的治疗和康复。

良好稳定的情绪是血压稳定的重要因素，情绪紧张、忧郁寡欢、疑虑重重、坐卧不安，将会直接影响高血压的治疗效果。外界刺激可引起强烈、反复、长时间的精神紧张及情绪波动，大脑皮质功能紊乱，造成血管舒张和收缩功能失常，使血管处于收缩状态，引起全身小动脉痉挛而使血压升高，这对高血压的治疗康复是十分不利的，还容易使病情加重甚至引发急性脑血管病等突发事件。在临床中因生气等致使病情加重，甚至引发急性脑出血的病例是屡见不鲜的。

对于高血压患者，保持性情安静、淡泊，"志闲而少欲"，控制情绪波动，避免妄想和激动，是保证病情稳定的重要因素。

乐观情绪是机体内环境稳定的基础，保持内环境稳定是高血压患者自身精神治疗的要旨。得病是不幸的事，但急是急不好的，相反，情绪上的波动常能通过神经内分泌系统的作用，影响高血压患者血压的稳定，不利于高血压的治疗和康复。高血压患者应抱着"既来之，则安之"的心态，从思想上正确对待，情绪上保持乐观，精神上力排消极因素，做到性格顽强，心胸开阔，情绪饱满，增强战胜疾病的信心，自觉主动地配合治疗，以使血压稳定降低，自觉症状得以改善。

29 高血压患者怎样进行心理调养？

咨询：我1个月前确诊患有高血压，听说高血压是一种难以根除的慢性病，又是引发冠心病、脑卒中、肾功能衰竭等的危险因素，不仅自己痛苦，还给儿女们添麻烦，现在我的思想负担很重，整天闷闷不乐，想调整一下心态，请问：**高血压患者怎样进行心理调养？**

解答：注意心理调养，摆脱焦虑、烦恼、沮丧的情绪，对高血压患者十分重要。心理调养实际上是调整心态，改善情绪，减轻精神负担，增强战胜疾病信心的过程。作为高血压患者，应该主动地配合医生的治疗措施，调整心态，调节情绪，从而把心理因素对血压及病情的影响控制在最低点。高血压患者进行心理调养，应注意从以下几个方面入手。

（1）正确对待疾病：临床中经常发现，许多高血压"老病号"，往往对其所患的高血压并不十分关心，他们对血压的波动已不那么计较了，觉得这么多年下来，还是老一套，老毛病好不了，却也不见得会一下子坏到哪里去。因而显得有些漫不经心，思想上存在麻痹意识，由于患病多年，对高血压的一些不适症状也慢慢适应了，这些患者往往不重视科学的治疗和调养，认为没有什么不舒服，用不着费劲吃药调理，对有关的高血压知识更是知之甚少。有的人甚至不听医生的劝告，随意停药，或到药店随便买一两盒降压片应付，殊不知这样做会使病情加重，罹患心、脑、肾等并发症，甚至导致中风偏瘫、猝死等。克服麻痹思想，正确对待疾病，是心理调养的重要一环，高血压患者务必牢记。

（2）解除心理负担：与思想上存在麻痹意识者相反，有些高血压患者发现血压增高后，思想负担很重，情绪极不稳定，终日忧心忡忡，结果使血压居高不下，病情加重。有的患者出现消极沮丧、失去信心的不良心理，觉得自己给家庭和社会带来负担，成了"包袱"，不愿按时服药，不肯在食疗、体疗等方面进行配合，等待"最后的归宿"；也有的患者一时血压下降得不够理想，对治疗失去信心，变得焦躁不安，怨天尤人。其实这种心理负担也是完全没有必要的。尽管高血压的治疗目前尚缺乏治本的方法，需要长期作战，但若能树立战胜疾病的信心，解除心理负担，改变不良的生活方式，化解心理矛盾，与医生密切配合，坚持治疗调养，降低血压、消除症状、长期巩固、预防并发症、恢复劳动力的目的是完全能够实现的。

（3）保持平和心境：人在紧张、忧愁、愤怒、悲伤、惊慌、恐惧、激动、痛苦的时候，可出现心慌、气急和血压升高，所以高血压又称之为心身疾病。除了药物治疗、各种保健手段之外，保持平和的心境、乐观的精神是十分重要的。人们常说"人生在世，时时有不如意之事"，关键是要看你是否能"想得开"，及时调节自己的心境。如能处惊不乱，坦然面对一切挫折，那是上等的境界。有时不良情绪一时无法排遣，就干脆不去想那些烦心的事，等到事过境迁，自然而然地淡忘。所以，当遇到不满意的人和事，不要由着性子大发脾气，要注意先"冷处理"，避免正面冲突，同时切忌生闷气，还应培养多种兴趣，多参加一些公益活动，做到笑口常开。

（4）消除忧虑猜疑：有的患者一旦确诊为高血压之后，便把注意力集中在疾病上，稍有不适便神经过敏，猜疑血压是否上升了，是否发生并发症了，终日忧心忡忡；有的患者看了一些有关高血压的科普读物，或报纸杂志上的科普文章，便把自己的个别症状及身体不适进行"对号入座"，怀疑自己病情加重，或百病丛生，对医生的解释总是听不进去。有时总是希望医生说自己病情严重，有点头晕头痛，便怀疑是否有脑卒中的危险，有点肢体麻木便断定是脑卒中的先兆。疑虑越多，血压反而越高，病情反而加重，终日心烦意乱，无所适从。有的患者因为猜疑过多，对治疗失去信心，往往借酒消愁，借烟解闷，使原来不太高的血压骤然升高，使原本不太重的病情日趋加重。所以建议高血压患者应注意消除忧虑、猜疑的心理，采取多种自我调养方法，培养多种爱好和兴趣，把对疾病的注意力进行转移。

30 高血压患者如何运用音乐疗法调畅情绪？

咨询：我平时比较喜欢听音乐，自从两个月前查出患有高血压后，心情一直不好，已经有一段时间没有听音乐了。昨天我听说用音乐疗法可以调畅人的情绪，对高血压的治疗康复有利，我想试一试。请您告诉我：高血压患者如何运用音乐疗法调畅情绪？

解答：音乐与人的生活息息相关，优美动听的音乐不但能陶冶人的性情，而且也是使人保持良好情绪、防治疾病和增进健康的"良药"。音乐疗法就是通过欣赏音乐或参与音乐的学习、排练和表达，以调节人的形神，使人心情舒畅，促使病体顺利康复的一种治疗调养方法。

强烈的焦虑、紧张、痛苦、抑郁等情绪会导致高血压患者血压升高，而悠扬、舒缓、轻快的音乐可使高血压患者的紧张心理得以松弛，恢复平静，达到镇静安神、稳定降低血压、缓解高血压患者自觉症状的目的。所以，高血压患者应经常欣赏高雅悠扬、节奏舒缓、旋律清逸、风格隽秀的古典乐曲、民族音乐和轻音乐等。由于人的年龄、经历、经济条件、文化修养等的不同，所喜欢的音乐也就大不相同，而不同音乐有着不同的保健效果，并且高血压患者的情绪和心态也各不一样，只有根据自己的病情和心理状态等，选择与之相适宜的乐曲，做到"对症下乐"，才能达到音乐疗疾的目的。

音乐疗法是高血压患者自我调养的重要方法之一，通过欣赏音乐，可使高血压患者保持良好的情绪，稳定降低血压，缓解高血压患者头晕头痛、心烦失眠等自觉症状，高血压患者宜根据自己的病情和心理状态灵活选择音乐。一般来讲，舒畅心情可选用《江南好》《春风得意》《春天的故事》《军港之夜》等；解除忧郁可选用《春天来了》《啊，莫愁》《喜相逢》《喜洋洋》《在希望的田野上》《百鸟朝凤》等；消除疲劳可选用《假日的海滩》《矫健的步伐》《锦上添花》等；振奋精神可选用《狂欢》《解放军进行曲》《步步高》《娱乐生平》等；增进食欲可选用《花好月圆》《欢乐舞曲》《餐桌音乐》等；镇静安神可选用《塞上曲》《平湖秋月》《春江花月夜》《仙女牧羊》等。

在欣赏音乐时，要专心去听，不能边听边做其他事；音量不宜太大，以舒适为度，一般控制在 60 分贝以下；环境要舒适雅静，不受外界干扰；听曲前要静坐休息 3~5 分钟，听音乐后进行适当的散步活动，与人谈一些趣事。一般每次 20~30 分钟，每日 1~3 次。

31 高血压患者怎样进行森林浴？

咨询： 我是高血压"老病号"，一直坚持服药治疗，今年刚退休，准备回老家安度晚年。我老家在山脚下，那里有茂密的森林，前天从报纸上看到森林浴有助于稳定血压，减轻或消除高血压患者的自觉症状，我想进行森林浴，请您告诉我：高血压患者怎样进行森林浴？

解答： 森林浴是指在森林公园、森林疗养地或人造森林中尽情地呼吸，适当地功能锻炼，利用森林中的洁净空气和特有的芳香物质等，以增进健康、防治疾病的一种方法，也是近年来在国内外逐渐盛行的一种自我调养方法。森林浴能使人情绪稳定、心情舒畅，具有调节机体功能、镇静安神、强身健体等作用，高血压患者坚持进行森林浴，有助于稳定血压，减轻或消除高血压患者头晕头痛、心烦急躁、神疲乏力等自觉症状，是高血压患者进行自我调养的好办法。

高血压患者进行森林浴，应选择在多种常绿植物组成的混交林中进行，以风景秀丽、气候宜人之地为佳。森林浴虽然一年四季均可进行，但以夏秋两季（5~10月）最为理想。行浴的时间以阳光灿烂的白天较为适宜，一般应在上午10时至下午4时之间进行。进行森林浴时气温要凉爽，室外气温以15℃~25℃为好。通常每次行浴60~90分钟，每日1~2次，也可根据自己的具体情况灵活掌握时间和次数。

森林浴的方法简单易行，如温度适合时可穿短衣短裤，让清新的空气直接刺激皮肤，冷时则加衣服，并配合慢跑、保健体操、打太极拳等运动，大量呼吸森林中的清新空气。在运动时要注意适当休息，休息时可做深呼吸，尽情欣赏森林的自然景色。也可在森林中躺在躺椅上闭目养神，忘掉周围的一切，在幽静的环境中倾听森林中的鸟鸣、风吹枝条发出的声音，以开阔人们的胸怀，使高度紧张的神经得以充分放松，还可在森林中漫步游览，调节心情，或在森林中放声歌唱，以消除心中的烦闷，开阔人们的胸怀。

为了保证森林浴安全有效，森林浴要注意选择适宜的场地和良好的天气，寒冷、大风、大雾的天气不宜进行森林浴。在进行森林浴时要注意结伴而行或有专人陪护，不能单独 1 人进行森林浴，以避免发生意外事故。在森林浴的过程中要根据情况随时增减衣服，以免受凉感冒。另外，森林浴要持之以恒，切不可三天打鱼，两天晒网。

32 高血压患者需要长期休养吗？

咨询：我们单位的老朱，是高血压老病号，现在长期在家休养，我的邻居刘师傅，患有高血压，他一直在坚持上班。我上周也查出患有高血压，爱人想让我在家长期休养，可单位有很多工作需要我去做，现在心里很矛盾。请您告诉我：高血压患者需要长期休养吗？

解答： 正确对待、积极治疗高血压，克服消极思想和急躁情绪，充分发挥药物治疗的效能，最大限度地调动机体自我调控能力，是稳定降低血压、预防并发症的重要手段，也是治疗高血压的基本原则。这当中，保持良好的生活方式显然是十分重要的。那么，怎样才算是良好的生活方式？高血压患者是否需要长期休养呢？

要回答这些问题，我们对高血压必须有一个正确的认识。首先，高血压是一种慢性病，大部分患者需要长期服药，因此应注意选择合理的药物并坚持治疗。其次，高血压虽然会引起心、脑、肾等脏器的损害，但并不是这些情况都会出现，只要坚持治疗，将血压控制在理想的水平，就会延缓或减少并发症的发生，得了高血压，照样能长寿。高血压的治疗除了药物之外，平时的生活方式，诸如饮食、情绪、运动等，都关系到病情的发展和演变。有些患者长期缺乏运动，或认为高血压一定要静养，这些都是不正确的，会给稳定降低血压带来不利影响。而保持规律化的工作生活，坚持适当的运动锻炼，积极参与各种社会活动，对高血压患者保持良好情绪，减轻体重、降低血脂，稳定降低血压，改善或消除高血压患者头晕头痛、心烦失眠等自觉症状都是有利的，适当的运动锻炼也是高血压患者自我调养的重要方面。

33 高血压患者起居养生的要点有哪些?

咨询： 我今年41岁，近段时间总感觉头晕头痛，前些天到医院就诊，检测血压高于正常，后来确诊为高血压，正在服药治疗。听说高血压患者应注意起居养生，保持规律化的生活起居，但具体怎么做我不太清楚，请您告诉我：高血压患者起居养生的要点有哪些?

解答： 起居养生是指通过科学合理的生活方式，来达到促进健康、调养疾病的目的。生活起居与高血压的发生、发展及治疗、预后有着十分密切的关系，科学合理的生活起居有助于稳定和降低血压，有利于改善高血压患者头晕头痛、心烦失眠等自觉症状。高血压患者的起居养生，应着重注意以下几点。

（1）做到日常生活有规律：对于高血压患者来说，规律的生活是稳定血压、恢复健康的重要保证。高血压患者一定要做到生活有规律，每天按时睡觉，按时起床，养成有节奏、有规律的生活习惯，不要因为工作、社交活动、家庭琐事或娱乐破坏正常的作息时间。早晨起床后最好到室外活动一会儿，多呼吸新鲜空气，工作与休息要交替进行，做到劳逸结合。体力劳动后应注意充分休息，脑力劳动后应注意精神松弛。要做到饮食有节，避免过饥过饱，晚餐更忌过饱，要限制食盐的摄入量，适当多吃水果、蔬菜，多喝牛奶，少吃肥腻之品。晚上不宜看惊险的小说、电视以及竞争激烈的体育比赛转播。睡前可到室外活动10~20分钟，放松一下，可用温水泡脚，以利正常睡眠。要注意气候的变化，及时增减衣服，出门或上班要注意安全，少到人多、拥挤及车多嘈杂的地方去。同时要保持大便通畅，忌大便用力及长时间蹲厕，以免引起血压急骤升高而造成脑卒中等。

（2）创造良好的居住环境：居住环境的好坏直接影响高血压患者的情绪、睡眠等，良好的居住环境是高血压患者自我调养的重要方面。为了促进高血压患者的康复，必须创造一个相对安静、舒适、整洁、美观、幽雅的休养环境。高血压患者的居室要采光良好、明亮温暖，避免阴暗潮湿的环境。室内要安静，通风良好，保持空气流通、新鲜。室内应保持合适的温度与湿度，墙壁以用浅淡、柔和的颜色为宜，给人以舒适、柔和、宁静的感受。庭院和居室内可放置盆花或在庭院内种植花草，利用鲜花的颜色、形态及清香来美化环境，净化空气，使患者能产生愉悦、兴奋的情绪，通过人体的感觉，调整和改善机体的各种功能，消除精神紧张，减轻疲劳。

（3）保证充足有效的睡眠：精神和躯体的安静可使血压降低，休息可以使血压下降。在高血压患者的日常生活安排中，一定要保证充分有效的睡眠。一般来说，中老年高血压患者每天至少要保证7~8小时的睡眠时间，临睡前要放松，尽量不要思考任何问题，这样才能保证入睡快、睡眠质量好。

（4）坚持适量的运动锻炼：生命在于运动，运动锻炼是高血压患者起居养生的一项重要内容，对高血压的治疗和康复大有好处，但若锻炼失当，不但起不到健身的效果，反而会给机体造成损害。高血压患者可根据自己的工作、身体条件以及病情的轻重等，选择适宜于自己的运动锻炼项目，如散步、慢跑、打太极拳等，并长期坚持。

34 高血压患者自我保健的"三个三"指的是什么？

咨询： 我今年39岁，刚查出患有高血压，正在服用硝苯地平治疗，我知道自我保健在高血压治疗康复中占有十分重要的地位，又听说高血压患者的自我保健需要做到"三个三"，但不清楚具体内容，请问：**高血压患者自我保健的"三个三"指的是什么？**

解答： 所谓高血压患者自我保健的"三个三"，是指"三个半分钟""三个半小时"和"三杯水"。

"三个半分钟"是指高血压患者夜间醒来欲上卫生间之前或早晨醒来起床之前，应继续平卧半分钟后再起身；起身后不要立即下床，应继续在床上坐半分钟；然后坐在床沿上双腿下垂半分钟，之后才可以下地活动。高血压患者为什么要坚持"三个半分钟"呢？许多患者的血压在白天都是很平稳的，唯独在夜间容易发生大的波动，而这些大的波动有时是由于体位突然发生变化造成的，特别是老年人神经调节的速度慢，其体位的突然变化更容易造成昏厥。"三个半分钟"可以有效地缓冲因体位突然变化给患者带来的血压波动，且简单易行。

"三个半小时"是指高血压患者每天早上应步行半小时，中午应睡觉半小时（不应超过半小时），晚上应散步半小时。生命在于运动，可许多人并没有把运动摆在与膳食、睡眠同等重要的位置上。高血压患者可选用步行的运动方式，但步行也要做到"三五七"。"三"是指高血压患者每天要步行三千米以上，且保证步行 30 分钟；"五"是指高血压患者每周内要运动五次以上；"七"则是指高血压患者运动后的心率加年龄应为 170。这样中等量的运动能使人保持有氧代谢，对高血压患者很有好处。如果高血压患者的运动量过大，心率过快，就会使人体处于无氧代谢状态，这样反而不利于高血压患者的身体健康。

"三杯水"是指高血压患者在晚上睡觉前要饮一杯温水，半夜醒来要饮一杯温水，早晨起床后要饮一杯温水。夜间人体血流缓慢，容易形成血栓，睡前饮一杯温水可起到稀释血液的作用；半夜醒来，人体经过几个小时的消耗已经处于缺水状态，此时饮一杯温水可以缓解人体的缺水状况，保持肠道的湿润，防止出现因大便干燥而用力引发的脑出血、心肌梗死等；早晨 8~10 点是血压上升的高峰期，这时在人的心脑血管内很容易形成血栓，此时饮一杯温水可以稀释血液，还可起到通便作用。

上述高血压患者自我保健的"三个三"，简单易行，且行之有效，只要养成习惯，持之以恒，对防治高血压及其并发症将大有好处。

35 高血压患者能进行性生活吗?

咨询: 我今年38岁,半年前确诊患有高血压,正在服用卡托普利等治疗,血压控制得很好。听说高血压患者不仅要做到劳逸适度,还应节制房事,自从患病后我很少过性生活,不仅爱人很痛苦,我也很内疚,请问:高血压患者能进行性生活吗?

解答: 性生活是人的正常的基本生理要求之一。"食色性也",说明性需求是人的天性,不应强行禁绝,否则必致"壅淤之疾"。对于大多数高血压患者,如果血压控制较好,性生活不会带来特殊影响,不过高血压患者在性生活问题上需要持谨慎的态度。性生活不仅会消耗一定的体力,也是一种包括兴奋与紧张的情感活动。性交过程中,心率加快,心输出量增加,同时交感神经系统的兴奋性也有所增加,这些变化都会导致血压升高。对于患有高血压的老年人及病情较重的高血压患者来说,性生活存在诱发高血压危象、脑部并发症以及心肌梗死等的危险。因此,高血压患者要节制性生活,并且在性交时应避免过分激动,性交动作不可过于激烈,性交时间不宜持久,尤其要避免在酒后、饱食、饱饮后性交,避免性交时的憋气动作。万一在性生活过程中出现头晕头痛、心悸气促等症状,应暂停性生活,卧床休息,必要时给予对症处理。

36 高血压患者能旅游吗?

咨询: 我今年61岁,患高血压已多年,一直坚持综合治疗,血压控制得比较满意,今年退休后不用天天上班了,准备外出旅游以调剂退休后的生活,但又担心旅游会对病情造成不良影响,心理很矛盾,麻烦您告诉我:高血压患者能旅游吗?

解答: 久居都市,涉身忙碌工作学习、烦琐人际关系中的人们,无时不渴望远离现实环境,投身于大自然的怀抱,像您这样退休后准备不定期外出旅游,以调剂退休后的生活者,也大有人在。无论是踏青访梅、采枫拾贝,还是平江远眺、瞩目登高,都会使人精神愉悦、焕然一新,所以越来越多的人倾心于旅游,其中不乏许多高血压患者。有相当一部分高血压患者和您一样,常会因害怕旅游时发生意外,或唯恐影响正常治疗而顾虑重重。其实高血压患者照样能旅游,只要做到适当,旅游对高血压的康复也是有益的。

有相当一部分人,一旦焦虑、激动、发怒,或从事高度紧张的工作,或处于嘈杂的环境中,血压就会升高,这是因为情绪不稳、不良的刺激会使小动脉持续收缩痉挛,血压自然就升高了。长期精神紧张、不良的情绪、嘈杂环境是引发高血压的重要因素,所以城市中高血压的发病率远远高于农村。外出旅游,暂时停止工作、改换环境、转移注意力,可解除疲劳,稳定情绪，这对稳定降低血压大有好处。国外盛行"森林疗法"，因为森林远离闹市，环境优美，有助于人们保持良好的情绪，同时树木还会散发出一种芳香物质，有利于循环功能的改善，森林中还有丰富的负离子，它是一种有益于健康的物质，能促进新陈代谢，提高机体免疫力，所以疗养院常建在流水潺潺的丛林中，借此来达到治疗调养、祛病延年的目的。当然，如果没有充足的时间和条件，经常去富含负离子的河边、草地、田野也受益匪浅。即便在居处多种些花草，改善一下居住环境，也会对高血压的治疗和康复带来好处。

旅游确实能消除高血压患者烦闷的心情，解除精神紧张，缓解疲劳，使高血压患者保持良好的情绪，对高血压的治疗和康复是有利的。不过旅游也要讲究方法，要做到悠闲自在，不能为了赶时间而不顾疲劳。旅游最好选择在交通便利、安全性高、环境优美的田野，绿树成荫的郊外，空气清新的江河湖海旁边，风景秀丽、树木茂盛的山川，以及著名的旅游胜地，同时还应注意劳逸结合，量力而行，并不忘按时服药。

37 高血压患者如何保证充足有效的睡眠？

咨询： 我今年44岁，是高血压患者，知道高血压患者应注意休息，保证充足有效的睡眠是高血压患者治疗康复的重要方面。可我近段时间总是睡不好，也不敢吃镇静药，怕影响治疗，麻烦您告诉我：**高血压患者如何保证充足有效的睡眠？**

解答： 正像您说的那样，高血压患者确实要保证充足有效的睡眠。睡眠是休息的重要手段，特别是患病的时候，更需要休息。

睡眠状态与高血压患者的血压高低有着密切的关系。往往有这样的情况，当高血压患者出现失眠或睡眠不足时，血压往往直线上升，病情加重，如果改善了睡眠状况，则血压多随之有所下降，而且其他身体不适也会减轻或消除。失眠是高血压患者最常见的一个症状，可见于各期高血压患者中。为了保证高血压患者的血压稳定和病情顺利康复，在日常生活安排中，一定要保证充足有效的睡眠。

要保证良好的睡眠，必须做到安卧有方。首先应避免不必要的熬夜，熬夜多了就会扰乱睡眠规律，要保证睡眠时间，注意睡眠质量，做到定时睡觉，定时起床。一般来说，中老年高血压患者每天至少要保证7~8小时的睡眠时间，晚间就寝不要太迟，以22时之前为好，中午饭后最好能略睡片刻。其次要做好睡前准备，睡前半小时要思想放松，停止工作、学习和思考问题，中止看电视及听有刺激、节奏强烈的音乐，不宜进行剧烈运动，也不宜饮茶、饮咖啡、饮酒、吸烟、吃巧克力等，晚饭不可吃的过饱或过少。在床铺的选择上，以硬度适当而又有弹性的床为好，避免太硬或太柔软的床，枕头应透气、吸湿性好，枕高应按个人睡姿及身高来选择，必要时可制成药枕。要注意睡眠时的姿势，俯卧而睡是不可取的，这样胸腹部都受到压迫，呼吸不畅，妨碍睡眠。"卧如弓"是前人对睡眠姿势的形象比喻，推荐的睡眠姿势是采取右侧卧位，肢体自然屈曲，使全身肌肉筋骨放松，又能使体内脏腑保持自然位置，有利于消除疲劳和保持气血、血脉通畅。另外，居住环境对睡眠也有影响，居处应安静，通风良好，温度、湿度适宜，尤其要避免光源及噪声影响睡眠。

对于难以入睡的高血压患者，或睡眠中多梦、做噩梦或夜间醒后难以入睡者，可在医生的指导下适当服用安神、镇静的药物，以改善睡眠。若有某些疾病而干扰睡眠者，应尽快查明原因，并进行相应的处理。

38 高血压患者便秘要紧吗?

咨询: 我今年58岁,患习惯性便秘已多年,因近段时间时常感觉头晕头痛,前几天到医院就诊,测血压高于正常,后来确诊为高血压。听说高血压最怕便秘,便秘容易诱发脑出血等突发性疾病,我有点不相信,请您告诉我:高血压患者便秘要紧吗?

解答: 这里首先告诉您,高血压患者伴发便秘确实是十分有害的。伴有便秘的高血压患者,大便时要憋气使劲,有可能因为大便时用力努挣,增加了腹压,血压骤升,出现血管破裂出血而导致脑出血,伴有脑动脉硬化的高血压患者,特别是老年患者,更容易发生这种意外。长期便秘不仅可影响高血压患者的情绪,还会引起诸如食欲减退、精神萎靡不振、腹部饱胀、心烦失眠等,不利于稳定降低血压。所以,高血压患者应尽量保持大便通畅,排大便时避免过度用力。

为了防止便秘的发生,高血压患者应保持良好的生活方式,养成每日定时排大便的习惯,同时要适当多吃水分多和纤维素多的食物,以保持大便通畅。如果已发生便秘,千万不要在大便时用力屏气,增加腹压,必要时应使用润肠通便的药物,如中药麻子仁丸等。对于由器质性原因引起的便秘,主要是对原有疾病进行治疗。此外,要注意不可强忍大便,大便完后不要急于站起,一切动作都应缓缓而行。便秘是中老年人常见的一种疾病，不少老年人因便秘而烦恼、抑郁，认为只有每天排大便 1 次才算正常，其实从生理功能看，老年人每 2~3 天大便 1 次也不应看成是病态，但由此产生焦虑、烦躁、心神不安，则可更进一步加重便秘，并使血压上升，病情加重。

39 高血压患者的衣着应注意什么？

咨询：我今年 56 岁，是个农民，患高血压已多年，一直坚持服用卡托普利等治疗，血压控制得比较满意。我知道衣着也是高血压患者应当注意的问题，请问：高血压患者的衣着应注意什么？

解答：衣着也是高血压患者日常生活中应当注意的问题，高血压患者应做到衣着宽松，防止太瘦、太紧。

高血压患者多发于中老年人，这个年龄组人的衣着强调"三松"，即裤带宜松、穿鞋宜松、衣领宜松。裤带宜松，尽量不用收缩拉紧的皮带，最好采用吊带式；穿鞋宜松，应以宽松舒适为度，多穿布鞋；衣领宜松，尽量不系领带，如遇必须要系领带，应尽可能宽松。对于高血压患者来说，任何不起眼的人为因素都可能促使血压升高。高血压与动脉硬化是相伴而生的疾病，而且动脉硬化几乎涉及全身，其变化反应也是全身性的。如果有动脉硬化且伴血管狭窄，若此时穿着过紧的衣服可能会进一步增加血液流动的阻力，为了维持正常的血液循环，心脏这个"动力泵"不得不提高功率，血压就随之增高。除了着装以外，高血压患者的配饰也有讲究，譬如鞋带、腕表以及其他智能佩戴设备，都应该遵循相同的原则，注意宜松不宜紧，以自然、舒适为度，这样才能让全身血液循环不会受到影响，才有利于患者的保健。

在现实生活中，有些人为了追求体型美而穿紧身上衣、紧身裤、紧身袜等，这对身体健康的年轻人来说并没有什么不妥当，但对患有高血压的中老年人来说，是十分有害的，我们要切记。

40 高血压患者怎样平安度过冬天？

咨询：我今年64岁，患高血压已多年，我知道每逢寒冷的冬季都是高血压病情容易加重的时期，很多病友一到冬天都不太肯出门，我也特别害怕过冬，担心病情会加重，总是不知道应该如何是好，麻烦您告诉我：<u>高血压患者怎样平安度过冬天？</u>

解答：每逢寒冷的冬季确实都是高血压病情容易加重的时期。我们常用"严寒"来形容冬季气候变化对人体的影响，冬季和早春天寒地冻，气候寒冷，室外温度过低，容易使人体血管收缩，血压随之升高，此时高血压患者容易出现血压波动，病情不可避免地会加重，甚至出现严重的并发症。

冬季的到来对许多高血压患者来说将是一个考验，那么高血压患者怎样才能平安度过冬天呢？高血压患者要平安度过冬天，需注意以下几点。

（1）按时服药：高血压患者的药物治疗是长期的、不间断的，在寒冷的冬季血压容易波动，尤应注意按时服用降压药，根据血压的变化情况及时调整用药。

（2）防寒保暖：高血压患者比一般人更需注意防寒保暖，冬季服装要周密安排，选择柔软、轻便、保暖性能好的冬衣，要顺应气候的变化，根据天气的变化及时增减衣服。

（3）合理饮食：合理饮食对高血压患者来说十分重要，冬季人们有食用羊肉等滋补品的习惯，不过应注意适量，宜限制肥腻之品的摄入，适当多吃水果、蔬菜，多喝牛奶。

（4）坚持锻炼：坚持参加力所能及的体育锻炼，如户外散步、打太极拳、练习健身球等，对高血压的治疗康复大有帮助，但遇骤冷、大风等天气变化时，要留在室内活动。

（5）注意起居：居室内要安静，通风良好，空气新鲜，保持适宜温度与湿度，每天按时睡觉，按时起床，养成有节奏、有规律的生活习惯，避免疲劳、紧张、情绪激动等。

41 高血压患者怎样平安度过夏天？

咨询： 我平时喜欢吃肉，体型偏胖，患高血压已经十多年。每年到了夏季我都很紧张，因为我特别怕热，担心既吃不好，又睡不好，害怕血压出现波动，忧虑会经常头晕头痛、心烦急躁，眼看夏天又快要到了，请您给我讲一讲：高血压患者怎样平安度过夏天？

解答： 我们常说"酷暑难耐"，盛夏酷暑，天气炎热，出汗增多，人体水分丢失较多，血液黏稠度增加，加之人体内分泌及神经调节出现变化，此时高血压患者容易出现血压波动。闷热的夏天可能引起患者的血压急剧上升，从炎热的户外突然走进有冷气的室内，血压也会由于温差的存在而急剧上升，还容易引起心、脑血管急症。"酷暑"对高血压患者来说是不利的，高血压患者要平安度过炎热的夏天，应注意以下几点。

（1）避免出汗过多：注意防暑降温，做到劳逸结合，避免过多活动，做过量运动或家务劳动等，这样容易出汗太多，因为大量出汗和过度呼吸都可以使体内水分丢失过多，极易引起脑血管急症。

（2）经常补充水分：要注意补足水分，即使感觉不太热时也要经常喝水。夜间要在床旁摆放水杯，半夜醒来适量喝点水，可减轻夜间的血液黏稠。

（3）坚持饮食治疗：炎热的夏天俗称"苦夏"，酷暑炎热常使人食欲下降，高血压患者在夏季要格外注意饮食调整，注意营养搭配，多吃新鲜蔬菜和水果。

（4）调整降压药物：有些高血压患者在夏天的血压偏低，因此在夏季高血压患者需要在医生的指导下，根据血压的变化情况及时调整药物的剂量，避免血压过低或忽高忽低而发生意外。

（5）保证正常睡眠：夏天高温炎热，易使人难以入睡，或导致睡眠质量下降，高血压患者会出现夜间血压升高的情况，因此一定要做好防暑降温工作，以保证充足有效的睡眠。

（6）保持好的心情：不良的情绪，生气、紧张、焦虑容易造成血压的波动，要注意保持良好的情绪，做到时时都能心情舒畅，天天都有好的心情。

42 高血压患者为何要注意各种小动作？

咨询：我今年52岁，半年前查出患有高血压，在改变不良生活方式的基础上，一直坚持服药治疗，血压控制得还不错。昨天听一病友说高血压患者要注意各种小动作，有些不起眼的小动作会引发严重事件，我想不明白，请问：高血压患者为何要注意各种小动作？

解答：对于高血压患者来说，一些不起眼的小动作有时确实就可能引起血压的突然波动，甚至诱发脑卒中、心肌梗死等，引起致命性的后果，故而对生活中的这些小动作，应格外注意。其中最常见且容易出现意外的小动作主要有突然扭动颈部、洗头动作以及排便动作等。

高血压患者一般都存在不同程度的脑动脉硬化，突然扭动颈部，不仅可引起血压的波动，还能使颈动脉血液产生涡流，冲击动脉硬化斑块，造成大脑供血不足或颈动脉硬化斑块脱落，堵塞脑部血管，引发短暂性脑缺血发作，甚至诱发脑卒中。因此，高血压患者在日常生活中要特别注意，不要突然扭动颈部，也不要过度活动颈部。

大部分人洗头时的体位是站立前屈位，这种体位对健康人无明显影响，但对心脑血管疾病尤其是高血压患者来说，站立前屈位会增加心肌耗氧量，引起血压波动，前屈幅度越大，心脏负担越大，血压的变化也越大。这种洗头动作不仅容易引起心绞痛或引发心肌梗死，还可因血压的突然变化而诱发脑出血、脑梗死等，因此，高血压患者尤其是老年高血压患者，洗头时要特别小心，若有必要，可采用仰卧位，或让他人帮助洗头。

据研究，便秘的高血压患者，有可能因为大便时用力努挣，致使腹压突然加大，血压骤然上升，出现血管破裂出血而引发脑卒中，伴有脑动脉硬化的高血压患者，特别是老年患者，更容易发生这种意外。为了防止发生意外，高血压患者应保持良好的生活习惯，尽量避免出现便秘。如果已发生便秘，千万不要在大便时用力屏气增加腹压，一切应缓缓而行，必要时可应用润肠通便药。排便时不要用力过猛或站起时过急，夜间如厕尤其应注意缓缓站起，最好使用马桶，少用蹲坑，也不要强忍大小便。

另外，如搬动重物、超量运动等用力过猛的动作，也可使心跳加快，心肌收缩力增强，心搏出量增加，导致血压骤然升高而诱发脑卒中等，这也是高血压患者应当注意的。

43 高血压患者日常生活中应注意什么？

咨询：我刚查出患有高血压，正在服用硝苯地平等治疗。我知道疾病是三分治疗、七分调养，高血压患者除了必要的药物治疗外，在日常生活中还应重视自我调养，但是不知道应该如何进行调养。请问：**高血压患者日常生活中应注意什么？**

解答：人们常说疾病三分治疗、七分调养，高血压更是如此。高血压的自我调养，应从日常生活起居调摄做起，需注意以下几点。

（1）重视定期测血压：定期测量血压是高血压患者日常生活中应当重视的，是指导用药的"金钥匙"。许多高血压患者不重视血压的定期检测，常常仅凭自身的感觉来判断血压的高低，或作为药物治疗的指征，这样是十分有害的。高血压患者不注意定期检测血压，是导致病情加重或产生严重并发症的重要原因。一般情况下，高血压患者在血压升高时，常会感到头晕头痛、乏力等，但如果长期处于高血压或波动性较大的情况下，患者会逐渐适应高血压状态，反而感觉头晕头痛等症状减轻，此时若不借助定期检测血压来指导用药，则很容易在某些特殊诱因促发下，产生严重的心、脑、肾等并发症，甚至会有生命危险。实际上，患高血压并不可怕，患者如能做到每隔一段时间测量1次血压，根据情况调整用药，不仅可以获得药物治疗的最佳效果，而且可以把血压控制在理想的水平，防止意外发生。至于如何确定测量血压的周期、时间，应因人而异，如血压难以稳定且处于药物使用调整阶段的患者，则每天至少测1次血压，特殊情况更应遵照医嘱及时进行测量。只有定期测量血压，做好血压监控工作，才能最大限度地降低高血压给身体带来的危害。

（2）坚持用药不能忘：定期测量血压是为了掌握血压的动态变化，以便恰当地应用药物。高血压患者应在医生的指导下按时服药，并长期坚持，以使血压接近正常或正常，并保持稳定，减少高血压给机体造成的危害。如果用药不规律或随意停药，血压时高时低，血管承受的压力不稳定，则易导致脑出血等病发生。当然服药量也不能随意加大，否则造成血压下降太快，大脑的血流量不足，同样会出现头晕、乏力等症状，有的人甚至会发生缺血性脑损害。

（3）天天应有好心情：生气、暴怒、紧张等会使全身小血管收缩，血压迅速升高，心率加快、气急，心肌耗氧量增加，心脏负荷加重，这样在原有病变的基础上，会使病情突然加重，甚至诱发心肌梗死、脑出血等，所以高血压患者也常采用情志疗法进行治疗。对于高血压患者，除了药物治疗外，保持心理平衡至关重要，对不满意的人或事，要进行"冷处理"，避免正面冲突。要培养多方面的兴趣，积极参加力所能及的社会公益活动及适合自己的文化娱乐活动，也可以培养自己的一些业余爱好，如学绘画、书法、种花、养鸟、垂钓、听音乐等。良好的兴趣和爱好可以开阔胸怀，陶冶情操，缓解身心紧张劳累，对于调节情绪和保持心理平衡大有裨益。

（4）注意戒烟慎饮酒：吸烟是一种不良嗜好，对人体的危害很大。烟草中含有20多种对人体有害的物质，可引起多种疾病。如香烟中的尼古丁可以使血管痉挛、心跳加快，大量吸烟可引起神经中枢功能失调，大脑皮质高度兴奋，以致血压升高。吸烟时间长、烟量大的高血压患者的脑卒中发病率远高于不吸烟者，因此高血压患者应注意戒烟。说到吸烟便想到了饮酒，少量饮酒能扩张小动脉，使血压略有降低，但总地来说，饮酒无度或经常饮酒可引起中枢神经兴奋或处于抑制状态，使血压升高，心跳加快，容易诱发脑卒中、心肌梗死，加速动脉硬化。高血压患者过多饮酒大大增加了发生脑卒中的危险性，因此高血压患者一定要少饮酒、慎饮酒，最好戒酒。

生活起居在高血压的治疗与康复中占有十分重要的地位，高血压患者应做到科学地安排生活起居，克服日常生活中有碍健康的种种不良习惯。高血压"十怕歌"对高血压患者日常生活中应当注意的问题进行了归纳总结，现摘录如下，供读者参考。

高血压病"十怕歌"

一怕性子急，冲动发脾气；二怕有苦衷，心情受压抑。
三怕事忙乱，烦恼多难题；四怕灾祸至，精神强刺激。
五怕贪酒肉，体胖脉管细；六怕久失眠，熬夜不节欲。
七怕头猛震，抬举过用力；八怕大便干，用力腹压急。
九怕烈日晒，风寒应躲避；十怕牌瘾大，输赢怒与喜。